L’homéopathie en débat

Sous la direction d'Emmanuella DI SCALA

Avec la collaboration de
Sophie DEMONCEAUX et Sébastien MALPEL

L'HOMEOPATHIE EN DEBAT

Public, monde médical et sphère médiatique

L'Harmattan

Ouvrages d'Emmanuella DI SCALA :

Science en Société – Les représentations dans les controverses et les questions socio-scientifiques, ouvrage coordonné par Emmanuella Di Scala, 2019, L'Harmattan

L'Homéopathie en question : HOMEOCSS – Projet de recherche sociétale sur la controverse au sujet de l'homéopathie – Enjeux, cadre théorique, approche méthodologique, ouvrage dirigé par Emmanuella Di Scala, 2020, L'Harmattan

L'Homéopathie, des désaccords entre scientifiques-comprendre les divergences, Emmanuella Di Scala, 2020, L'Harmattan

Vaccination en général et vaccination anti-covid, Emmanuella Di Scala, 2021, collection Sciences et société, L'Harmattan

5-7, rue de l'École-Polytechnique ; 75005 Paris

http://www.editions-harmattan.fr

ISBN : 978-2-14-033655-3

EAN : 9782140336553

Tous nos remerciements au comité scientifique, présidé par le Pr Fabien MEDVECKY de l'Université d'Otago en Nouvelle-Zélande, pour son évaluation et ses commentaires sur cet ouvrage.

Composition du comité scientifique :
https://projet-autoguerison.wixsite.com/projethomeocss/comite-scientifique

Pr Bruno FALISSARD, Université de Paris, France
Dr Manon KNAPEN, Université d'Otago, Nouvelle-Zélande
Pr Fabien MEDVECKY, Université d'Otago, Nouvelle-Zélande
Pr Bruno POZZETO, Université de Saint-Étienne, France
Pr Pascal RAGOUET, Université de Bordeaux, France
Dr Benoît URGELLI, Université de Lyon, France
Dr Empar VENGUT CLIMENT, Université de Valence, Espagne

Tous nos remerciements également à l'INSPE (Institut National Supérieur du Professorat et de l'Education) de Dijon, Université de Bourgogne, pour son soutien financier dans le cadre de la mise en œuvre du projet de recherche HOMEOCSS.

L'HOMÉOPATHIE EN DÉBAT

****

CHAPITRE I

INTRODUCTION

1. LE PROJET HOMEOCSS

Le projet HOMEOCSS (HOMÉopathie Objet de Controverse dans la Sphère Sociétale) a débuté en septembre 2018 et s'est achevé en 2022. Il a pour objectif de s'intéresser à la controverse socio-scientifique autour de l'homéopathie. Pour cela, une équipe pluridisciplinaire de chercheurs issus des Sciences de l'Information et de la Communication, des Sciences de l'Éducation, des Neurosciences, de la psychologie sociale, et de la pharmacie, a décidé de conduire une étude à ce sujet. L'enjeu principal est de favoriser le dialogue Science-Société, afin que les citoyens puissent se forger une opinion éclairée sur un sujet scientifique qui fait débat dans notre société, à savoir l'homéopathie. Sont interrogés, au sein de ce projet, le lien entre les représentations des acteurs de la controverse, la circulation des savoirs controversés produits et leur appropriation, et le positionnement de chaque individu face à cette controverse. Dans cette logique, deux ouvrages, une thèse et deux articles ont déjà été publiés dans le cadre de ce projet et portent : sur la présentation du cadre théorique du projet HOMEOCSS et sa méthodologie (Di Scala, 2020a) ; sur l'analyse des désaccords entre scientifiques (Di Scala, 2020b), sur l'analyse des différents positionnements des pharmaciens (Bouillé, 2020), sur l'analyse de différents publics étudiants de médecine, psychologie et sciences du vivant (Kessouar & Di Scala, 2020), et sur l'analyse du forum Doctissimo au sujet de l'homéopathie (Demonceaux, 2022).

Cet ouvrage serait donc la suite et la finalité des analyses de ce projet de recherche sous l'angle de quatre sphères : 1) scolaire, collégiens, lycéens et étudiants sportifs, 2) grand public, 3) médicale au travers de l'étude des positionnements des médecins et pharmaciens et 4) médiatique au travers de l'étude de la presse écrite et numérique. L'analyse du public, élèves et étudiants, grand public de demain, nous permettra de mettre en parallèle les données face au grand public actuel. Les données sur la sphère médicale nous permettront d'identifier l'existence ou non d'un écart de positionnement avec le grand public, mais également avec le positionnement des médias, interface entre le monde médical et le public au sens large.

2. LE CADRE THÉORIQUE

Le cadre théorique du projet HOMEOCSS a été largement détaillé dans l'ouvrage précédent : « l'homéopathie en question » (Di Scala, 2020a). Cependant, nous reprendrons quelques notions principales permettant de comprendre sur quel cadre théorique cet ouvrage et cette analyse s'appuient.

A. La notion de controverse publique

La controverse semble être, pour de nombreux auteurs, un lieu de débat obligatoire structurant les savoirs. Les controverses sont des « moments effervescents », nous indique Durkheim (1900), et sont des occasions, pour leurs acteurs sociaux, de remettre en question certains rapports de force et certaines croyances jusqu'alors instituées, de redistribuer entre eux grandeurs et positions de pouvoir et d'inventer de nouveaux dispositifs organisationnels et techniques, appelés à contraindre différemment leurs futures relations. D'où l'intérêt d'analyser ces controverses, comme l'indique Bloor (1991), en suivant symétriquement et impartialement les acteurs dans leurs fabrication et légitimation d'énoncés ; de le faire de façon non téléologique et en les prenant tous également au sérieux. La controverse change de forme à partir du moment où les énoncés circulent dans d'autres arènes. On sort alors de la controverse érudite pour entrer dans le cadre de la controverse publique, de la polémique et de la querelle, nous indique Lilti (2007). Mais dans tous les cas elle vise, comme l'affirme Pestre (2007), à une neutralité axiologique vis-à-vis des acteurs et de leurs valeurs.

B. La notion de représentations sociales

« La théorie des représentations sociales s'est réellement élaborée en 1961 avec Serge Moscovici et son œuvre *Princeps* pour qui la représentation a une genèse à la fois individuelle et sociale (Moscovici, 1961). Les représentations sociales sont un ensemble d'opinions, d'informations, de valeurs et de croyances sur un objet particulier » (De Carlos, 2015). La représentation sociale se structure à travers deux processus que sont l'objectivation, phénomène permettant de s'approprier et d'intégrer les connaissances relatives à l'objet, et l'ancrage, consistant à enraciner socialement la représentation et son objet dans le système de valeurs du sujet, qui sont au cœur de l'approche sociogénétique comme le définit Moscovici.

Les modèles d'étude des représentations se font essentiellement au travers de trois orientations théoriques dotées de moyens méthodologiques : le modèle sociogénétique, le modèle sociodynamique et le modèle structural. « C'est Abric qui a enrichi le cadre théorique proposé par Moscovici en développant la théorie structurale et du noyau central. Une représentation est alors composée d'un noyau central ou système central et d'éléments périphériques » (De Carlos, 2015).

C. Controverse autour de la scientificité de l'homéopathie

Concernant l'objet d'étude de cet ouvrage, nous pouvons souligner que l'homéopathie a été et est toujours très controversée au sein de la sphère publique. En effet, par son histoire, « l'homéopathie a toujours oscillé entre contestation et intégration. L'homéopathie a été découverte entre les XVIIIème et XIXème siècles par un médecin allemand Samuel Hahnemann. Dès la première moitié du 19e siècle, le succès de cette médecine non conventionnelle a été controversé et limité. L'homéopathie s'est développée dans toute l'Europe et en France essentiellement à Paris et dans les grandes villes de province [...] » (Faure, 2002). D'autre part, « L'homéopathie est entourée de mysticisme, de croyances ce qui la décrédibilise aux yeux de certains et ce qui en fait le succès auprès d'autres. En effet, l'homéopathie dépasse largement les simples questions d'ordre médical » (Bariety, 1970).

Depuis 2018 (Di Scala, 2020a) « une nouvelle actualité en France remet en cause la scientificité de l'homéopathie, impliquant les Académies de Médecine et de Pharmacie, la Haute Autorité de Santé et des professionnels de santé de différents collectifs. Des confrontations sur le sujet se développent de façon importante sur les réseaux sociaux (en particulier Twitter) et dans les médias (journaux, radio, télévision) depuis début 2019, notamment au travers de collectifs opposés : « Fakemed » contre « un collectif de défense de l'homéopathie » regroupant les associations de médecins, de patients et les industriels du médicament homéopathique. Les uns, « Fakemed », veulent s'opposer à un « conglomérat de syndicats et de sociétés savantes d'homéopathie soutenus par les laboratoires pharmaceutiques », et remettent en cause la scientificité de l'homéopathie. Ils l'assimilent au mieux à un effet placebo en se basant notamment sur la dernière étude australienne compilant les données en ce sens (NHMRC, 2013) ainsi que sur le rapport du conseil scientifique des académies des sciences européennes (EASAC, 2017). Les autres veulent défendre l'intégrité scientifique de l'homéopathie, estimant qu'elle doit être étudiée dans un cadre de référence adapté. Ils se basent notamment sur la dernière étude suisse (Bornhoft & Matthiessen, 2011) allant dans ce sens et sur l'étude EPI 3 réalisée de 2006 à 2010 (Grimaldi-Bensouda *et al.*, 2016) par exemple ».

3. ARTICULATION DE L'OUVRAGE

Cet ouvrage présentera donc différentes contributions visant à étudier : 1) les différents positionnements des personnes ou médias au sein de la controverse, 2) les raisons, les motivations qui poussent ces personnes à s'orienter plus ou moins en faveur ou en défaveur de l'homéopathie, 3) la ou les représentations de l'homéopathie au sein de chaque communauté.

A. Le positionnement du public

Au sein du chapitre III dédié au public au sens large, la contribution « L'homéopathie : étude des représentations sociales auprès d'un public de patients » de Mohamed Djouani, porte sur les patients, donc le grand public. Le recueil de données a permis de toucher à la fois une communauté de patients adeptes (et parfois militants) de l'homéopathie, une autre communauté qui au contraire s'oppose et rejette fortement l'homéopathie (proche du collectif FakeMed) ainsi qu'un public lambda constitué d'un éventail plus large de profils. Le lecteur pourra naturellement faire le lien avec les différentes études portant sur le public scolaire et ainsi entrevoir comment les représentations initiales des élèves semblent aboutir à certaines représentations du grand public.

La représentation peut se définir comme « *un ensemble d'opinions, d'informations, de valeurs et de croyances sur un objet particulier* » (De Carlos, 2015). Ces représentations se construisent très tôt dans l'esprit des individus. C'est ainsi que dans la contribution intitulée « Étude des représentations de l'homéopathie chez un public scolaire », Sandrine Esquirol-Paquerot, Robert Andres et Emmanuella Di Scala s'intéressent aux représentations de l'homéopathie chez de jeunes individus à travers un public scolaire, à deux niveaux différents, collège (10-12 ans) et lycée (16-17 ans). Cette étude est particulièrement intéressante, car, à travers les représentations initiales des élèves, elle donne un aperçu de la genèse des représentations des adultes. L'étude « Représentations et usages de l'homéopathie chez les étudiant-e-s en STAPS » de Narjiss Mekaoui, Marie-Stéphanie Abouna et Pascal Bourgeois poursuit cette réflexion autour du jeune public en s'intéressant à un public d'étudiants en STAPS, avec la particularité d'une formation axée sur le sport et donc sur la santé. D'une certaine façon, cette étude vient compléter celle qui portait déjà sur des étudiants de différentes filières. Ensemble, ces différentes études au sein du public scolaire et étudiant, permettent de comprendre comment les représentations de l'homéopathie se transforment chez les jeunes, sous l'influence, parfois limitée, parfois plus importante de leur formation scolaire ou universitaire, sous l'influence de la famille et des expériences personnelles et sous l'influence des médias, qui relaient parfois la controverse dans l'actualité.

B. Le positionnement du monde médical

Au sein du chapitre IV, les professionnels de santé sont étudiés, en tant que relais d'information, mais également au travers de leur expertise. Ils sont des acteurs primordiaux de cette controverse autour de l'homéopathie. Dans l'analyse « Les représentations de l'objet chez les médecins », Sébastien Malpel a choisi de se focaliser sur les médecins et leurs représentations de l'homéopathie. L'auteur s'est d'abord efforcé de rechercher des corrélations qui pourraient permettre d'identifier les facteurs qui déterminent le positionnement des médecins. Puis, les registres lexicaux utilisés par les médecins lorsqu'ils s'expriment à propos de l'homéopathie ou de l'effet placebo ont été étudiés ainsi que leurs opinions quant aux études médicales. Enfin, dans la contribution « Comparaison des représentations au sujet de l'homéopathie entre pharmaciens et médecins », Prisca Bouillé et Sébastien Malpel ont souhaité comparer les résultats obtenus entre médecins et pharmaciens afin de comprendre l'origine des différences et/ou des similitudes entre les représentations d'individus exerçant des métiers différents, mais complémentaires dans leur approche du patient et de la maladie.

C. L'interface médiatique

Le chapitre V cible l'interface médiatique, puisqu'en effet les médias sont l'un des vecteurs de ces représentations. Ils constituent l'objet d'étude de l'analyse intitulée « Le traitement de l'homéopathie dans la presse écrite et numérique » dans lequel Guy Lévêque et Sophie Demonceaux ont choisi d'analyser un corpus de presse écrite hétérogène dans ses supports (papier/numérique), dans ses périodicités (quotidien/mensuel), dans ses lignes éditoriales (généraliste / actualité / féminine). Les périodiques étudiés sont : *Le Monde*, *Science et Vie*, *Top Santé* dans sa version papier et numérique. Les auteurs ont choisi d'évaluer la place accordée à l'homéopathie dans ces journaux, d'analyser le discours journalistique autour de l'homéopathie (un discours parfois favorable, parfois défavorable) avant de décrire et analyser comment ces médias donnent la parole à leurs lecteurs, favorisant (ou non) un débat autour de ce sujet controversé qu'est l'homéopathie.

CHAPITRE II

MÉTHODOLOGIE GÉNÉRALE

1. LES OBJETS D'ÉTUDE DU PROJET HOMEOCSS MOBILISÉS DANS L'OUVRAGE

Sept objets d'étude (OBJ) ont été définis dans le cadre du projet HOMEOCSS :

- L'objet d'étude 1 (OBJ 1) correspond à l'étude de la sphère scolaire et universitaire,

- Les objets d'étude 2 et 7 (OBJ 2/OBJ7) correspondent à l'étude du grand public regroupé en organisation non gouvernementale ou non,

- L'objet d'étude 3 (OBJ 3) correspond à l'analyse de la sphère médiatique,

- L'objet d'étude 4 correspond à une implication d'acteurs de terrain sous forme de recherche participative afin que les acteurs en faveur et défaveur de l'homéopathie puissent prendre part dans la recherche en donnant leurs avis et positionnements,

- L'objet d'étude 5 (OBJ 5) correspond à l'étude de la sphère académique,

- L'objet d'étude 6 (OBJ 6) correspond à l'analyse de la sphère médicale.

Chaque OBJ a été étudié avec des méthodologies proches, éventuellement adaptées à un public ou un corpus particulier. Parmi les différents OBJ définis, seront présentés dans cet ouvrage des analyses concernant les OBJ suivants : OBJ 1- la sphère scolaire ; OBJ 3 - la sphère médiatique ; OBJ 6 - le corps médical et OBJ 7 - le grand public.

2. LE RECUEIL DES DONNÉES

A. L'anonymat des données

Dans le respect de la nouvelle réglementation européenne sur la protection des données RGPD applicable depuis le 25 mai 2018, lors de la soumission des questionnaires et des entretiens, une demande de consentement écrite/orale enregistrée portant sur l'anonymat des données a été, au préalable, soumise afin d'avoir l'accord du public étudié. Les données ont été rendues anonymes une fois leur obtention. Les personnes ont été informées de leurs droits d'accès, de rectification des données et de suppression du consentement. La durée de conservation des données a été renseignée et il a été indiqué que la conservation active des données aura lieu sur la durée du projet puis les données seront archivées définitivement. L'ensemble de ces informations ont été rendues accessibles sur le site web du projet à l'adresse https://projet-autoguerison.wixsite.com/projethomeocss.
L'ensemble des données sensibles a été sécurisé par le logiciel de cryptage Axcrypt version 2.1.1573.0 couplé à un mot de passe fort. Les données cryptées ont été sauvegardées également sur des supports externes.

B. Le recueil par questionnaires

« Le questionnaire reste à l'heure actuelle la technique la plus utilisée dans l'étude des représentations. Le questionnaire permet d'introduire les aspects quantitatifs fondamentaux dans l'aspect social d'une représentation : [...] Les méthodes d'analyse récentes renforcent la place privilégiée du questionnaire » (Abric, 1994).

Dans ce sens, les questionnaires établis dans les objets d'étude sur les publics scolaires, collégiens et lycéens, étudiants sportifs, grand public, et médecins/pharmaciens ont été basés, parfois sur les modèles des échelles d'attitude de type Likert, demandant de prendre position envers un énoncé exprimant ainsi son degré d'accord et de désaccord, et parfois dans le cadre des techniques de caractérisation demandant au sujet d'effectuer un travail de classement ou de hiérarchisation. Ces questionnaires ont comporté des questions fermées, semi-ouvertes ou ouvertes permettant l'identification du noyau central.

Les questionnaires ont été établis à partir du logiciel libre LimeSurvey version 2.65.0, afin d'être accessibles en ligne. L'ensemble des questionnaires et réponses a été enregistré sur la plateforme du serveur des sondages de l'Université de Bourgogne qui est sécurisée et qui héberge ce logiciel. LimeSurvey est un logiciel de sondages et d'enquêtes statistiques en ligne disponible dans plus de 80 langues. Il offre des fonctionnalités avancées telles que l'obtention de statistiques ou de graphiques. Les sondages créés ont été dans nos cas ouverts au grand public (mis en ligne sur le site web) ou à des publics ciblés (uniquement adressés par mail) et anonymes. Dans certains cas afin d'éviter une redondance de réponses issues d'un même utilisateur, les adresses IP ont été enregistrées pour contrôle puis les données ont été rendues anonymes. Des versions papier des questionnaires ont été aussi à disposition sur le site web du projet pour les utilisateurs souhaitant préférentiellement répondre par cette voie, ou dans le cas du public scolaire le nécessitant. Les données ont été ajoutées au traitement.

C. Le recueil par entretiens semi-directifs

L'entretien est un outil majeur de recueil des représentations, tout comme le questionnaire. Différentes formes d'entretiens existent : directif, semi-directif et non directif. L'entretien semi-directif, contrairement à l'entretien directif pour lequel les réponses sont peu développées, permet d'alterner des « moments de type directif au cours desquels l'interviewer intervient pour guider le sujet, le questionner, lui faire aborder certains points et des moments non directifs au cours desquels l'interviewer s'attachera essentiellement à soutenir le discours du sujet, à faciliter son expression et l'exploration du thème abordé » (Moliner et al., 2002). « Cette technique se traduit donc par la production d'un discours » (Abric, 1994).

L'effet de saturation est défini dans la littérature comme correspondant aux nombres d'entretiens nécessaires afin que ces derniers n'apportent plus de « valeur ajoutée à la connaissance sociologique de l'objet étudié » (Abric, 1994). Les données bibliographiques indiquent que cet effet de saturation variable a souvent lieu entre 10/12 et 30 entretiens recueillis (Poupart *et al.*, 1997 ; Guest *et al.*, 2006).

Dans le cas de cette étude, les entretiens semi-directifs, menés essentiellement dans l'étude de la sphère médicale, ont plutôt permis de compléter ou d'approfondir qualitativement les données obtenues à l'aide du questionnaire.

3. L'ANALYSE DES DONNÉES

Différentes approches analytiques ont été utilisées en se basant sur une approche d'analyse descriptive de fréquence des réponses, une approche d'analyse par classification hiérarchique ou encore une approche analytique par cooccurrences.

A. Les analyses descriptives de fréquence

Ces analyses ont été mises en œuvre lors de l'étude des réponses conséquentes à la soumission de questions fermées ou semi-fermées dans les questionnaires, ou lors d'une analyse de fréquences d'apparition de l'objet étudié tout comme dans l'analyse sur les médias. Elles concernent l'ensemble des objets d'étude mobilisés dans cet ouvrage. Différentes représentations graphiques ont permis de représenter ces analyses descriptives (digrammes en bâtons, diagrammes circulaires, etc.).

B. Les analyses par classification hiérarchique

Ces analyses ont été mises en œuvre lors de l'étude des réponses conséquentes à la soumission de questions ouvertes ou semi-ouvertes ou encore lors de la mise en œuvre d'entretiens. Elles concernent l'ensemble des objets d'étude à l'exception de celui sur la sphère médiatique. Les représentations graphiques choisies ont été la carte conceptuelle, mais également les tableaux synoptiques ou encore les diagrammes.

C. L'analyse par cooccurrences

L'utilisation du logiciel libre IRaMuteq-Logiciel R (version 0,7 alpha 2) a permis d'analyser les représentations au moyen d'une analyse de similitudes (ADS), qui permet de mettre en évidence le noyau central d'une représentation par l'étude des cooccurrences, ainsi que les éléments périphériques qui complètent cette représentation. À cela, fut parfois ajoutée une analyse factorielle des correspondances (AFC), qui a permis de mieux comprendre l'enracinement de la représentation et les principaux facteurs qui opposent les groupes étudiés au sein de ces cooccurrences. Elles concernent l'ensemble des objets d'étude à l'exception de celui sur la sphère médiatique.

D. Autres tests statistiques

D'autres outils statistiques ont été parfois utilisés en complément, comme des tests de corrélation, des tests ANOVA ou des analyses en composantes principales (ACP) pour tenter d'identifier des facteurs en lien avec un certain positionnement vis-à-vis de l'homéopathie. Ils seront précisés et présentés dans les chapitres correspondants.

CHAPITRE III

LE POSITIONNEMENT DU PUBLIC

1. L'HOMÉOPATHIE : ÉTUDE DES REPRÉSENTATIONS SOCIALES AUPRÈS DU GRAND PUBLIC ET DES PATIENTS

Mohamed Djouani[1]

[1]Laboratoire CIMEOS Dijon, Université Bourgogne Franche-Comté

Ce travail vise à présenter une étude de recueil et d'analyse des représentations sociales, sur un sujet très controversé qui concerne celui de l'homéopathie, au moyen d'une enquête par questionnaires. Il s'inscrit dans le projet de recherche sociétal et collectif HOMEOCSS (www.projethomeoccs.com), dont le but est d'analyser les représentations des différents acteurs impliqués dans cette controverse sur l'homéopathie. Notre objet d'étude « OBJ 7 » concerne plus précisément les représentations du grand public.

En effet, qu'il s'agisse d'avoir recours à l'homéopathie ou pas, les patients adoptent diverses positions sur des valeurs et des représentations liées le plus souvent, à leur histoire et même à leur expérience personnelle de la maladie. Cette perception de l'homéopathie chez les patients peut nous conduire à nous interroger sur le choix qui les a conduits à se tourner vers l'homéopathie ou bien à s'en détourner. Si l'homéopathie a acquis une certaine légitimité aux yeux de certains patients, à partir du moment où elle a été envisagée comme un recours alternatif à ce que pouvait proposer la médecine conventionnelle, elle a fait aussi l'objet d'un rejet auprès d'autres patients, s'accordant à dire que son efficacité reste encore à démontrer, voire plus, pour certains.

Née en pleine époque des lumières à la fin du XVIIIe siècle, suite aux travaux d'un médecin, Samuel Hahnemann, l'homéopathie a depuis été reconnue, discutée et critiquée. Plus de la moitié des

Français a déjà utilisé « plusieurs fois » des produits homéopathiques, selon un sondage Ipsos réalisé en octobre 2018. Plus de la moitié des Français « croient en ses bienfaits », selon un sondage Odoxa publié en janvier 2019.

En France, les prises de position contre l'homéopathie se sont multipliées et de nombreuses voix se sont élevées. Le Collège national des généralistes enseignants (CNGE) a demandé précisément en janvier 2019, l'arrêt du remboursement de l'homéopathie qualifiée de « méthode ésotérique ». En mars, les Académies de médecine et de pharmacie ont lancé, un appel similaire.

L'association des Académies des sciences européennes (EASAC) soulignait en septembre 2017 qu'il n'y avait plus « aucune preuve, scientifiquement établie et reproductible, de l'efficacité des produits homéopathiques, même s'il y a parfois un effet placebo ». L'homéopathie peut même « avoir un effet nocif en retardant la consultation d'un médecin », selon l'EASAC.

L'analyse d'une controverse permet de rendre plus visibles le débat scientifique et les rapports entre science et société et notamment entre les différents acteurs, surtout lorsqu'ils s'opèrent dans les arènes médiatiques et académiques. Évoquer la controverse de l'homéopathie, c'est aussi choisir d'exposer ce débat contradictoire et de mettre en lumière, non seulement les différents positionnements des acteurs, mais aussi d'observer les oppositions et une certaine vision des patients qui en dépit de la controverse, continuent à recourir à l'homéopathie ou bien au contraire, à s'en détourner.

A. Méthodologie

Étudier les représentations sociales sur un sujet aussi controversé que l'homéopathie nécessite, pour le moins, d'explorer et de repérer les éléments divergents ou communs pour chaque groupe dans leurs discours, afin d'essayer de dresser les premiers contours d'un noyau central. Ceci en cherchant à comprendre si et comment, chaque groupe interrogé se représente l'homéopathie. À partir d'une question « que représente l'homéopathie selon vous ? », le sujet exprime en quelques mots ou expressions ce qui lui vient spontanément à l'esprit dès qu'il évoque le sujet. Ce qui permet de recueillir un discours spontané lié à un objet de représentation et de surcroît, de pouvoir accéder au champ sémantique de l'objet étudié, ici l'homéopathie.

B. Recueil des données

Le recueil a été effectué sur 524 sujets par voie de questionnaire (Djouani, 2020). Il a permis de distinguer différents positionnements face à l'homéopathie. Un premier panel de patients relevant d'une association militant pour l'usage de l'homéopathie et affichant clairement un positionnement prohoméopathie a pu être identifié. Un second panel de patients avec un positionnement plutôt anti-homéopathie et issu d'un événement (Twitter[1]), a pu être reconnu, grâce notamment au suivi de l'analyseur de site web du projet (Google Analytics), permettant de reconnaître la source du réseau social. Un troisième panel de patients issu d'un public de toutes tendances a pu être également admis.

Plusieurs techniques de traitement des données ont été utilisées afin de mettre en évidence, le contenu et l'organisation des représentations sociales avec un logiciel libre et ouvert qui permet de faire des analyses statistiques sur des corpus de textes (Iramuteq).

Classiquement utilisée pour décrire des représentations sociales, l'analyse de similitude permet de voir dans une représentation

---

[1] Evénement Twitter du 10 au 11 février 2019 : correspond à un comportement anormal d'internautes (environ 300 connexions) qui se sont connectés sur le site à la suite d'un Tweet d'un internaute et entraînant une augmentation importante des réponses des questionnaires patients. Cet évènement a pu être identifié, grâce notamment au suivi de l'analyseur de site web du projet (Google Analytics), permettant de reconnaître la source du réseau social.

arborescente, les différentes ramifications qui existent, entre les termes qui composent le corpus en question. Elle représente graphiquement la structure d'un corpus. Cette structure est schématisée par des relations plus ou moins fortes entre des formes verbales. Plus la taille des mots est importante, plus ils sont récurrents au sein du corpus par ailleurs, plus les traits entre les mots sont épais, plus la relation entre ces mots est forte. L'objectif de cette analyse est donc de représenter la proximité et l'importance des relations entre les mots du discours.

La Classification hiérarchique descendante (CHD) identifie des classes statistiquement indépendantes de mots (de formes). Il s'agit d'exécuter sur chaque classe, une analyse sur les termes significatifs afin de comparer toutes les classes à l'aide d'un indice, le pourcentage de cooccurrence. Cette classification implémentée pour la première fois dans le logiciel Alceste® (Reinert, 1983) permet de mettre en avant les différents mondes lexicaux. Elle met en évidence la manière dont s'organisent les éléments de représentations en fonction du critère de proximité ou de similarité des éléments, ce qui permet de lier et de hiérarchiser les informations des textes.

L'analyse des facteurs de correspondances (AFC) permet de voir la différence, entre les classes ou les groupes de mots à partir de la distance d'un axe d'inertie, celles qui se regroupent ou qui s'opposent. La représentation graphique du nuage de points qui en découle est bidimensionnelle dans l'hyperplan et définie par les deux premiers facteurs.

C. Public visé

Le premier panel de patients prohoméopathie est composé de 290 sujets, principalement des retraités et des actifs, dont la moyenne d'âge est 60 ans. 60 hommes et 230 femmes étaient issus d'une filière scientifique.

Le second panel de patients issu de l'évènement Twitter est composé de 150 sujets, principalement des salariés, dont la moyenne d'âge est 40 ans. L'échantillon était représenté par 80 hommes et 70 femmes et plus de la moitié ont suivi un cursus scientifique.

Le troisième panel de patients de toutes tendances était composé de 82 sujets, dont 42 hommes et 40 femmes. La majorité était principalement des salariés et autres (professions libérales, artisans, demandeurs d'emploi...) avec une moyenne d'âge de 37 ans. Plus de la moitié n'ont pas suivi un cursus scientifique.

D. Les questionnaires

Ils sont présentés en une seule partie et contiennent quinze items, dont dix permettent de répondre à l'objectif de l'étude, cinq de déterminer le profil du patient et sa formation. Les questions sont présentées sous forme de QCM (questions à choix multiples) et de questions-réponses. Le type ouvert ou fermé des questions est volontairement mixte. En effet, une question fermée est plus rapide pour le sujet interrogé, alors qu'une question ouverte, permettant une réponse plus exhaustive, est plus chronophage pour le patient. Toutefois, les questions ouvertes donnent la possibilité aux patients de s'exprimer de façon plus complète. Le but étant de mieux appréhender les représentations des patients sur le sujet (Djouani, 2020).

Les questionnaires ont été adressés au grand public entre janvier et août 2019 par l'intermédiaire d'un sondage en ligne (logiciel libre Lime Survey version 2.65.0). Un suivi des adresses IP a été réalisé, afin de s'assurer de la non-redondance des connexions d'un même utilisateur.

Avant d'être proposés, ils ont été soumis à dix volontaires afin de valider sa forme et son contenu. Les deux principales questions ouvertes analysées étaient :

- Qu'est-ce que l'homéopathie d'après vous ?
- Si vous avez déjà eu recours à l'homéopathie, quel contexte vous y a conduit ?

E. Les résultats

E.1. Représentations de l'homéopathie du collectif pro-homéopathie

L'analyse des similitudes (figure 1) portait sur la question : « qu'est-ce que l'homéopathie d'après vous ? Nous pouvons observer que la principale communauté lexicale de mots est structurée autour de la racine et du mot « médecine » avec plusieurs branches principales qui correspondent à des suites de formes « soigner », « sans effets secondaires », « prendre en compte ». La taille des traits est proportionnelle à l'indice de cooccurrence des formes : par exemple, le lien entre médecine et soigner (41) est plus fort que le lien entre médecine et prendre en compte (27).

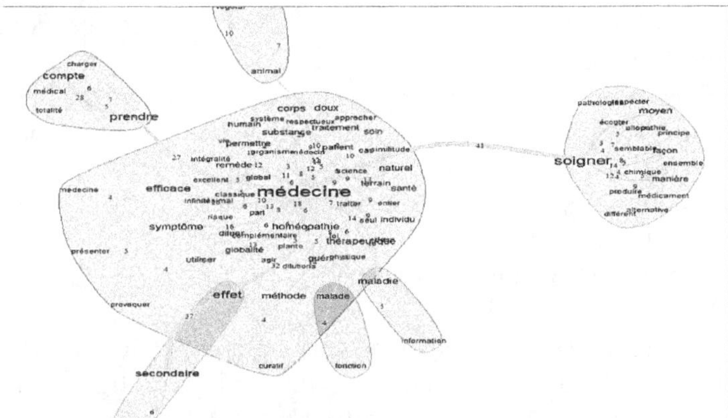

Figure 1 : Analyse des Similitudes portant sur les représentations du collectif pro-homéopathie par l'échantillon, n = 292, avec Iramuteq.

E.2. Représentations de l'homéopathie du public issu de l'évènement Twitter

L'analyse des similitudes (figure 2) se compose d'un noyau principal « médecine » avec plusieurs ramifications « soigner », « sucre », « placebo », « principe », « diluer ». La structure des éléments périphériques est articulée autour de la dimension d'une médecine qui serait selon le collectif : « *peu efficace qui soigne avec des boules de sucre ou aucun atome de principe actif ne reste après les dilutions appliquées* ».

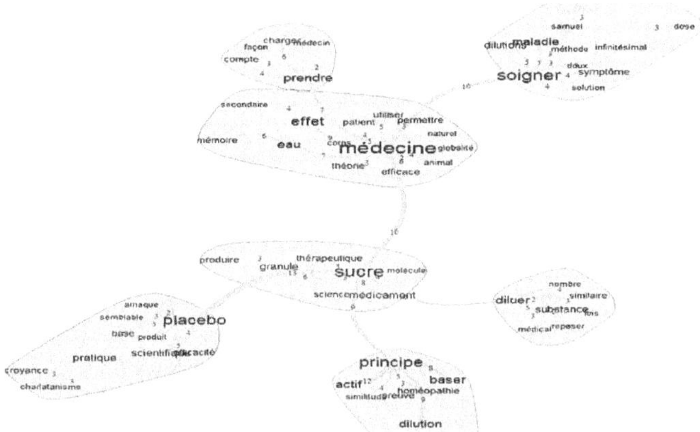

Figure 2 : Analyse des Similitudes portant sur les représentations du public issu de l'évènement Twitter par l'échantillon, n = 150, avec Iramuteq.

E.3. Représentations de l'homéopathie du public de toutes tendances

L'analyse des similitudes (figure 3) se compose d'un noyau principal (Plante), « qui permet de « se soigner », de manière « naturelle », avec plusieurs branches, « médecine alternative et douce », « base de médicaments ». Nous pouvons observer pour ce public que la représentation de l'homéopathie est articulée autour de la dimension d'une médecine alternative et douce, qui utilise des médicaments à base de plantes pour se soigner.

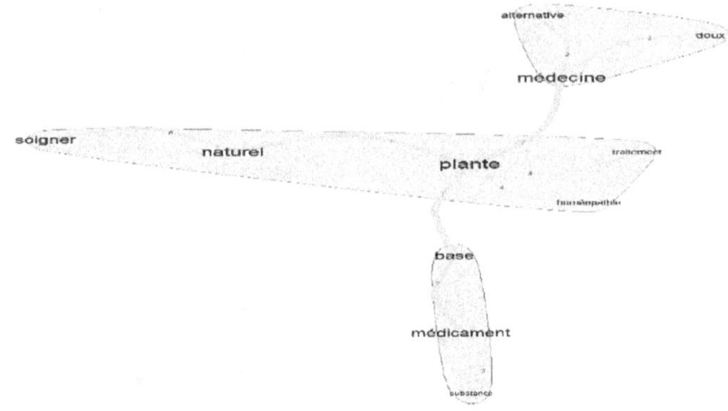

Figure 3 : Analyse des Similitudes portant sur les représentations du public toute tendance par l'échantillon, n = 82, avec Iramuteq.

Une première démarche exploratoire visait donc à organiser l'important corpus de données textuelles dont nous disposions, en analysant chaque sondage. Les analyses de chaque sondage nous ont permis de nous approprier de manière chiffrée, en proposant un décompte des occurrences et cooccurrences, les mots présents et les plus significatifs des représentations de l'homéopathie. Puis, au travers de l'analyse de classification, nous avons pris en compte les différentes classes de mots proposées par le logiciel qui ont été statistiquement davantage prononcées dans chaque sondage. L'interprétation de ces premières analyses et de ces classifications a donné lieu à ce premier résultat concernant l'orientation du champ lexical et sémantique des patients.

Dans un deuxième temps, nous procédons à la même analyse, mais en prenant en compte et en traitant dans un même corpus, les 3 sondages. L'enjeu recherché consiste à appréhender de manière plus détaillée les représentations de l'homéopathie que se font les patients et surtout de voir si l'on peut percevoir de manière distincte, des similitudes, voire des constances dans la lecture des résultats.

E.4. Représentation de l'homéopathie des 3 sondages de patients questionnés

L'analyse statistique du corpus pour ces 3 sondages recense 6206 occurrences et 606 hapax (mots présents une seule fois). Les formes actives les plus représentées relèvent des termes « médecine » et « soigner ».

L'analyse des similitudes (figure 4) se compose d'un noyau principal « médecine » avec 4 communautés lexicales formant la périphérie « soigner », « effets », « prendre en compte » puis « sucre », « placebo ». On peut observer que le lien entre médecine et soigner (56) est plus intense que le lien entre médecine et prendre en compte (32). On peut aussi souligner que la structure des éléments est articulée autour de la forme « médecine », qui soigne sans effets secondaires et qui prend en compte l'intégralité de la personne. L'analyse auprès des communautés lexicales périphériques et l'usage du concordancier (outil du logiciel qui permet de replacer un mot dans son contexte d'élocution en affichant le contexte d'utilisation du terme dans le corpus) démontrent une approche plus nuancée de la représentation de l'homéopathie.

Les représentations de l'homéopathie pourraient être aussi associées d'après le concordancier à « *une fausse médecine telle que du sucre, une charlatanerie, un placebo avec aucune chance après dilution qu'une seule molécule du principe actif ne se retrouve dans un médicament* ». L'ADS semble donc montrer une perception divergente de la représentation de l'homéopathie marquée par un noyau central caractérisé par des éléments périphériques à valence positive, mais également remise en question par des éléments périphériques à valence « négative ».

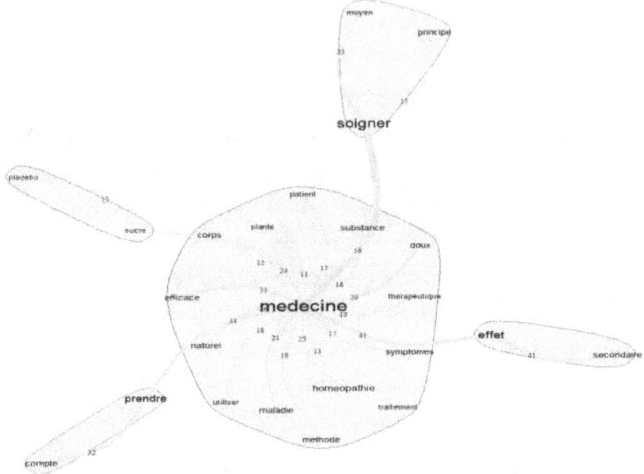

Figure 4 : Analyse des Similitudes portant sur les représentations de l'homéopathie des 3 sondages, n = 524, avec Iramuteq.

En utilisant la méthode Reinert, on obtient une Classification Hiérarchique Descendante des classes de mots (ici les plus significatifs statistiquement) qui permet de regrouper les différents "mondes lexicaux" et de mettre en évidence les thématiques générales du corpus. Les pourcentages représentent la quantité d'information résumée pour chaque classe, c'est-à-dire des pourcentages qui correspondent aux segments de texte contenus dans la classe et qui ont été retenus pour la CHD. Pour comprendre ce que renferme le monde lexical de cette classe, nous avons sélectionné les formes dont le Khi2 (test statistique qui indique dans ce cas, la force du lien entre un mot et une classe) est le plus fort. Il s'agit de mettre en évidence le discours de chaque classe grâce à l'interprétation de la présence de ces formes et leurs liens avec d'autres formes.

La CHD (figure 5) expose 4 classes avec un groupe lexical qui comporte les classes 1 et 4 et dont le thème principal est la guérison. La classe 1 regroupe 27,2 % des données. Elle est liée intrinsèquement à la classe 4 (15,2 %), et tend à présenter un positionnement en faveur de l'homéopathie représentée comme une médecine à base de plantes à la fois préventive et curative. La classe 2 (29,4 %) présente un lexique (maladie, globalité…) et met en avant la prise en compte de l'individu dans sa globalité, ses antécédents familiaux, son cadre et ses conditions de vie.

La classe 3 (28,3 %) présente un lexique qui laisse présager une prise de distance à l'encontre des classes précédemment décrites. Les termes qui structurent la classe indiquent que l'homéopathie est « *une science qui repose sur la prescription de granule* », « *une pseudomédecine qui repose sur du sucre utilisé comme placebo* ».

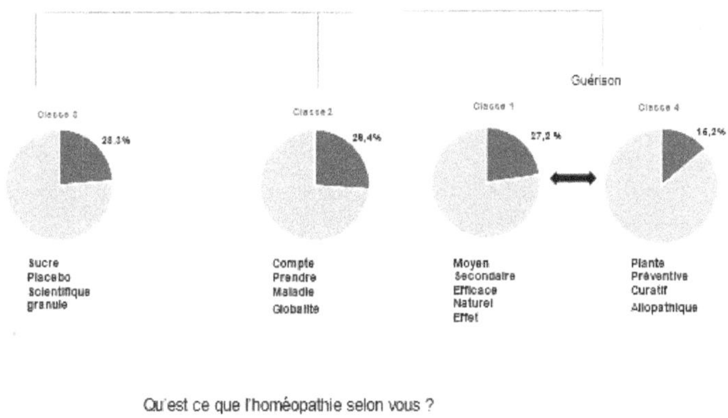

Figure 5 : Classification Hiérarchique Descendante des 3 sondages, n = 524, avec Iramuteq.

Les résultats de cette classification hiérarchique descendante semblent conforter et affiner les premières données du plan factoriel des analyses des correspondances (figure 6), avec des facteurs représentant plus de 70 % d'inertie, et qui nous renseigne sur la manière dont les mots du discours sont présentés sur les différents axes. Cette première visualisation permet en premier lieu de distinguer et d'identifier les différents champs lexicaux.

Pour le facteur 1 (47,26 % de la masse du corpus), l'axe vertical oppose les classes 2 (en bas du graphique) et 3 (à droite du graphique).

Autrement dit, nous pouvons observer une opposition entre une médecine qui prendrait en compte la maladie dans sa globalité et son intégralité, opposée à une médecine basée « *sur un placebo en sucre et ne reposant sur aucun principe scientifique* ».

Pour le facteur 2 (30,76 % de la masse du corpus), nous pouvons observer que les mots du discours s'entremêlent entre les classes 1 (en haut du graphique) et 4 (en haut du graphique). Il apparaît que l'homéopathie serait associée à une médecine qualifiée de « *moyen sans risque pour se soigner* » avec une médecine associée à « *des plantes* » dont les bienfaits seraient « *préventifs et curatifs* ».

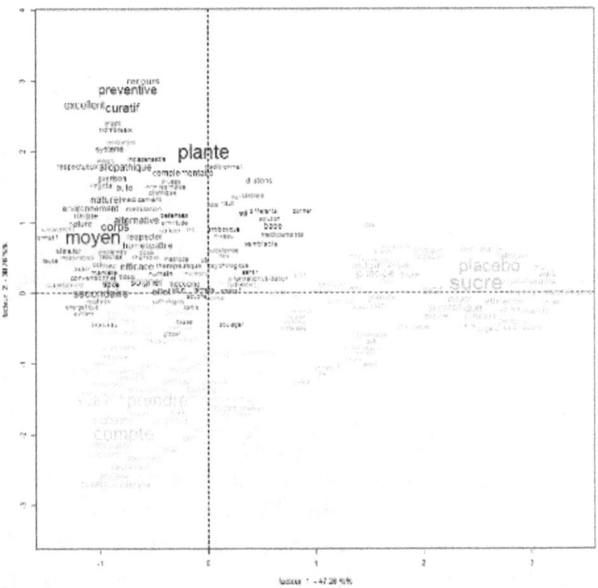

Figure 6 : Analyse factorielle des Correspondances des 3 sondages – logiciel Iramuteq, méthode Alceste – basée sur une analyse statistique du Khi 2.

E.5. Contextualisation et recours à l'homéopathie selon les 3 sondages

L'analyse des similitudes (figure 7) se compose d'un noyau principal, « soigner » avec plusieurs ramifications « enfant » et « médecin ». Nous pouvons observer que les éléments périphériques s'articulent autour de la dimension du soin reliée à la notion d'expérience de l'entourage, de l'enfant qu'on soigne pour différentes pathologies (rhumes, otites, angine) en ayant recours au médecin, à ses conseils, aux proches (amis), à des pharmaciens avec cette idée de « après ». Selon les patients, le recours à l'homéopathie est souvent lié à un évènement particulier qu'il soit préventif ou curatif « *mon fils étant bébé était très souvent malade et allergique à plusieurs antibiotiques donc on a consulté un médecin homéopathe).* Cette représentation majoritaire chez ces patients est souvent définie comme « *une médecine familiale douce* » prenant en compte l'expérience des proches, de l'entourage, du vécu, par des témoignages d'autres personnes.

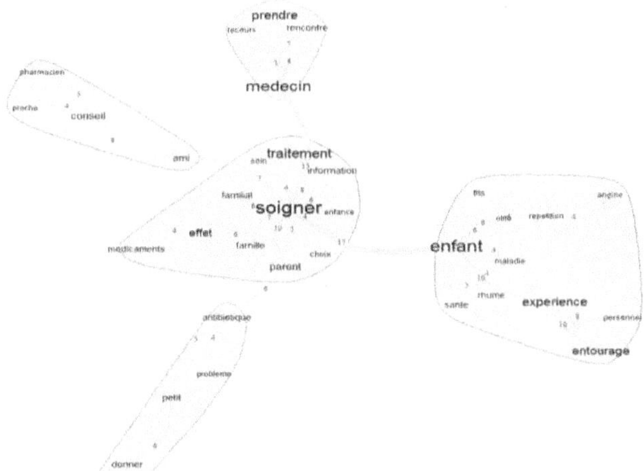

Figure 7 : Analyse des Similitudes des 3 sondages portant sur le contexte d'avoir recours à l'homéopathie, n = 524, avec Iramuteq.

La CHD (figure 8) permet de distinguer 5 classes comportant 2 champs lexicaux.

Les classes 2 (18,5 %) et 5 (18,1 %) présentent un lexique avec des termes assez significatifs et liés au thème de l'environnement proche. Selon les patients, le recours à l'homéopathie semble être justifié par l'intermédiaire « *de la mère, d'un parent proche ou du pharmacien* ».

Les classes 1 (21,8 %) et 4 (18,1 %) présentent un lexique centré sur le thème de l'expérience personnelle. Il apparaît que le l'usage de l'homéopathie est présenté en vue « *d'éviter les problèmes de santé et les effets secondaires de certains médicaments* ». Par ailleurs, la consultation en homéopathie est initiée presque souvent après un évènement particulier, par exemple : « un *accouchement, une grande crise, une douleur...* ».

La classe 3 (24,1 %) est composée d'un champ lexical lié au thème de la recherche externe d'information. Le recours à l'homéopathie selon les patients est lié à des choix personnels, à des lectures, à une prise d'information externe auprès de certaines sources d'informations.

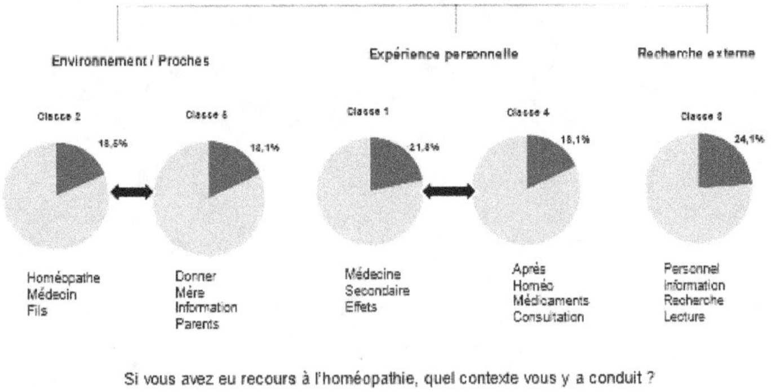

Figure 8 : Classification hiérarchique descendante des 3 sondages, n=524, avec Iramuteq.

Sur le plan factoriel (figure 9), le premier facteur (71,93 % de la masse du corpus) présente une séparation de la classe 3 (à droite du graphique) avec les autres classes. Le deuxième facteur (28,07 % de la masse du corpus) assume davantage un rapprochement des classes 2 (en bas du graphique) et 5 (en bas du graphique), soulignant que le recours à l'homéopathie pour traiter des problèmes de santé est lié à un environnement proche (mère, parents, pharmacien). De même que le rapprochement de la classe 1 (en haut du graphique) avec la classe 4 (en haut du graphique) indique que le recours à l'homéopathie semble être motivé, par le besoin d'éviter ou d'anticiper des problèmes de santé, et que la consultation est souvent initiée, à la suite d'une crise ou d'un traitement médicamenteux sans succès.

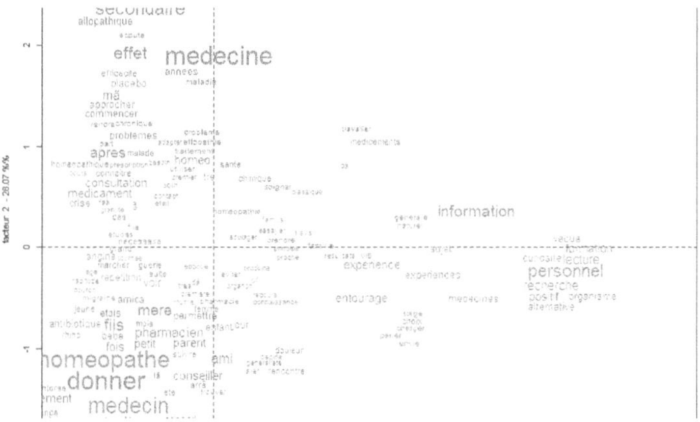

Figure 9 : Analyse factorielle de correspondance des 3 sondages – logiciel Iramuteq, méthode Alceste – basée sur une analyse statistique du Khi 2

F. Discussion

L'objectif principal du projet HOMEOCSS est d'analyser de manière objective, les représentations sociales des différents acteurs impliqués dans la controverse que suscite l'homéopathie depuis plus de 200 ans. Au total 524 participants ont pris part à cette étude et trois groupes distincts forment notre population d'étude. Le premier panel était issu d'un collectif pro homéopathie, le second d'un collectif FakeMed anti-homéo et le troisième provenait d'un public de toutes tendances. Si la parité hommes / femmes semblait respectée dans les deux derniers panels, le premier panel pro-homéopathie présentait néanmoins, une forte proportion de sujets de sexe féminin. Les différentes analyses ont permis d'identifier les principaux noyaux et les éléments périphériques des représentations et d'établir des classes de discours spécifiques et de les positionner les unes par rapport aux autres sur l'ensemble du corpus. Les résultats obtenus montrent certaines constances dans les discours, mais aussi des oppositions marquantes entre le groupe pro homéopathie et le collectif évènement Twitter.

F.1. Une motivation thérapeutique profonde appuyée par une approche globalisante du patient

Pour le public pro-homéopathie, l'homéopathie est « *une médecine douce et efficace qui permet de se soigner sans effets secondaires, un moyen naturel de se soigner* ». La représentation de l'homéopathie, selon eux, est perçue comme une alternative pour se soigner et « *qui ne propose pas de médicaments lourds ou agressifs* » avec « *des effets indésirables* ». L'idée de douceur doublée de l'idée d'absence d'effets secondaires reste très significative pour ces patients.

Ces patients se tournent majoritairement vers l'homéopathie comme l'ont montré les résultats, par choix individuel ou grâce aux conseils de leur entourage, et surtout pour la prise en compte de l'individu dans sa globalité, dans toute sa dimension. L'homéopathie leur offre une nouvelle approche, une nouvelle manière d'aborder leurs problèmes, avec une vision beaucoup plus globale des choses. Autrement dit, il s'agit de tenir compte des antécédents familiaux du patient, de son histoire, de son cadre de vie, de ses conditions de vie. Par exemple, une pathologie chronique peut masquer bien plus que cela et avoir des liens ou un rapport avec le parcours de santé du patient. Le médecin homéopathe devra donc collecter le maximum d'information sur le patient en vue d'individualiser et d'apporter une réponse personnalisée.

Le choix des patients d'avoir recours à l'homéopathie dans le cadre de soins sans effets indésirables et sans contre-indications, semble primordial et motive souvent les motifs de consultations. « *J'aime me soigner avec de faibles doses en douceur et l'intérêt pour moi c'est qu'il n'y a pas d'effets indésirables ni de contre-indications* ». Ce choix peut s'expliquer selon eux, comme une alternative en cas d'impasse thérapeutique « *quand certains médicaments sont contre-indiqués* », « *je l'utilise quand je n'ai pas d'autres choix… l'avantage de prendre de l'homéopathie, c'est qu'il n'y a pas d'effets secondaires et je pense que c'est plutôt efficace* ».

De même qu'une certaine déception envers les traitements conventionnels semble être une des raisons explicatives qui les oriente vers les traitements homéopathiques : « *je suis souvent déçu dans la prise en charge de mes lombalgies* », « *je l'utilise souvent en cas d'échec d'un traitement médicamenteux* », « *mes migraines n'ont jamais pu être soignées autrement que par l'homéopathie* ».

Pour le public issu de l'évènement Twitter, les résultats montrent que l'efficacité de l'homéopathie reste à démontrer et qu'elle apparaît selon eux comme « *une pseudomédecine qui soigne avec des boules de sucre ou aucun atome de principe actif ne reste après les dilutions appliquées* ». Il ressort de l'analyse que l'homéopathie véhicule des représentations négatives chargées de craintes, de méfiance et de doute quant à son efficacité. Assimilée à une « charlatanerie », à « u*ne belle opération marketing basée sur une arnaque* », c'est le thème du mensonge, de l'escroquerie qui domine au sein de ces patients.

Dans la plupart des réponses obtenues, c'est principalement l'approche proposée qui motive le patient à recourir à l'homéopathie.

Les patients exprimant leur choix de s'orienter vers l'homéopathie considèrent que l'approche individualisée et plus personnalisée correspond pleinement à leurs attentes pour se soigner. Selon eux, elle « *apporte quelque chose de différent* » en offrant « *une nouvelle manière d'aborder les problèmes par une vision beaucoup plus globale des choses* ».

F.2. Une motivation liée à l'expérience personnelle

Pour le public de toutes tendances, les représentations de l'homéopathie sont associées à une médecine alternative et douce utilisant des plantes pour se soigner.

Le recours à l'homéopathie est prédominé par la crainte des effets secondaires des médicaments allopathiques, et aussi par l'absence de solutions pour résoudre leur problème de santé. Les patients veulent guérir sans les risques des médicaments allopathiques comme les effets secondaires ou la dépendance. La médecine homéopathique reste intrafamiliale et se développe via une prise d'informations externe auprès de l'environnement proche, famille, amis, médecins…on peut observer aussi que c'est souvent la mère qui propose de l'homéopathie en prenant en compte les conseils de son entourage. Le recours à l'homéopathie semble être fortement lié à un ancrage dans l'expérience de l'entourage et des proches. Le recours à l'homéopathie fait souvent appel à une expérience personnelle pour certaines pathologies, « *j'ai vu la différence clairement pour traiter mon anxiété, pour certains symptômes ça marche bien, comme j'ai pu constater à travers mon expérience* ». Face aux problèmes de santé rencontrés par certains patients, ces derniers justifient leurs motivations en raison d'expériences positives avec la satisfaction de l'état de santé que le traitement homéopathique a pu produire. L'expérience personnelle est au cœur du discours des patients et le premier élément relevé est de pouvoir être soigné et guérit des problèmes de santé.

2. ÉTUDE DES REPRÉSENTATIONS DE L'HOMÉOPATHIE CHEZ UN PUBLIC SCOLAIRE

Sandrine Esquirol-Paquerot[1], Robert Andres[1], Emmanuella Di Scala[1,2]

[1]Institut National Supérieur du Professorat et de l'Éducation, INSPE Dijon
[2]Université de Bourgogne Franche-Comté

Dans cette étude, portant sur l'objet d'étude 1 du projet HOMEOCSS, il sera question d'analyser les représentations sociales d'un public scolaire d'élèves provenant de collège et de lycée à l'aide d'un questionnaire soumis.

La controverse atteint tous les publics au travers des différents modes de communications et de diffusion existants. Le public scolaire, grand public de demain, est lui aussi un public récepteur. Il sera donc intéressant dans cette étude, d'identifier au travers d'une étude exploratoire, les sources d'informations actives pouvant alimenter cette controverse à destination de ce public. Notamment, il sera intéressant d'identifier si la sphère extrascolaire est mobilisée par le public scolaire comme source d'informations au sujet de l'objet homéopathie.

Le noyau central des représentations possède deux dimensions (De Carlos, 2015) :

-Une dimension normative ou évaluative : les éléments centraux sont constitués par une norme, une valeur sociale, un stéréotype ou une attitude dominante envers l'objet de la représentation.
-Une dimension fonctionnelle ou descriptive : les éléments centraux sont ceux qui concernent directement la réalisation d'une tâche.

Cette étude aura pour enjeu de définir la dimension fonctionnelle/descriptive de la représentation des élèves, ainsi que la dimension normative/évaluative, si elle est identifiable.

A. Méthodologie : les questionnaires soumis

Le questionnaire apporte une standardisation, indique Abric (1994), réduisant les risques subjectifs du recueil et les variations interindividuelles de l'expression des sujets. Cependant cette standardisation détermine aussi des limites. Abric (1994, p. 77) précise que le « questionnaire limite nécessairement l'expression des individus aux strictes interrogations qui lui sont proposées et qui peuvent éviter les propres interrogations du sujet. Par ailleurs, il semble que « l'un des moyens de réduire ces difficultés est l'utilisation de questions plus ouvertes, proposant à l'enquêté un large éventail de réponses, c'est-à-dire lui offrant la possibilité de mettre en œuvre sa propre démarche ».

Dans ce sens, deux questionnaires Q1 et Q2 ont été soumis, des questionnaires comportant des questions plus ou moins ouvertes permettant l'expression du public étudiant. La méthodologie précise a été publiée dans un chapitre d'ouvrage (Kessouar *et al.*, 2020). Ces questionnaires ont été soumis à partir du logiciel libre LimeSurvey version 2.65.0 afin d'être accessibles en ligne, ou en version papier au besoin. L'ensemble des questionnaires et réponses a été enregistré sur la plateforme du serveur des sondages de l'Université de Bourgogne qui est sécurisée et qui héberge ce logiciel.

La première question du questionnaire Q1, à fonction principalement contextualisant, sera analysée dans cette étude. Au sein du questionnaire Q2, cinq questions ont été analysées de sorte à mettre en évidence le noyau de la représentation.

Questionnaire 1

1. Cite les médicaments qui te viennent à l'esprit pour te soigner

Questionnaire 2

1. Cite des mots qui te viennent à l'esprit lorsque tu entends le mot « homéopathie »
2. As-tu déjà entendu parler d'homéopathie ?
3. Sais-tu ce qu'est l'homéopathie ?

Si oui, c'est quoi l'homéopathie pour toi ?

4. Quelles différences fais-tu entre les médicaments homéopathiques et les autres ?
8. As-tu cherché des informations sur l'homéopathie
 Si oui, pourquoi et où ?

B. Public ciblé

Le public ciblé est constitué d'élèves qui ont entre 10 et 17 ans issus d'un collège et d'un lycée de Dijon, de classe sociale intermédiaire à aisée.
Les élèves étudiés du collège ont entre 10 et 12 ans et sont en cycle 3 (6e) ou cycle 4 (5e). 189 élèves de collège, dont 92 garçons et 97 filles, ont répondu à ces questionnaires. Les élèves étudiés de lycée ont entre 16 et 17 ans et sont en première scientifique. 100 élèves de lycée, dont 50 garçons et 50 filles, ont répondu à ces questionnaires.
Les deux établissements ont été choisis en raison du niveau social représentatif de la moyenne des établissements scolaires. Les niveaux de classe ont été retenus afin d'identifier les représentations dès le début du collège, lors du plus jeune âge des élèves, puis lors du lycée, afin de mesurer l'influence de la maturation de l'élève. Le choix d'élèves de première scientifique s'explique par la volonté d'appréhender la représentation chez des élèves ayant des connaissances scientifiques plus globalement. Il aurait été cependant pertinent d'aborder cette étude en élargissant le public lycéen, notamment en sélectionnant des profils également plus littéraires. Cette réflexion pourra être élargie au travers d'une étude ultérieure, à partir des premières données recueillies ici.
Afin de réaliser le recueil de données et d'atteindre le public visé, une demande d'accord auprès des chefs d'établissement a été soumise.

C. Analyses de similitudes à l'aide du logiciel Iramuteq – logiciel R

Le logiciel Iramuteq est un logiciel libre de Pierre Ratinaud permettant les analyses multidimensionnelles de textes et de questionnaires grâce à son interface avec le logiciel de statistique R. Il utilise des clés d'analyse équivalentes aux clés catégorielles d'ALCESTE.

Il propose différents types d'analyses qui sont basées sur la lexicométrie (Statistiques), les méthodes statistiques (calcul de Spécificités, analyse factorielle ou Classification), la visualisation de données textuelles (Nuage de mots) ou l'analyse de réseaux de mots (Analyses de similitudes).

Dans le cadre de l'analyse des similitudes, il va s'agir d'une analyse des cooccurrences présentée sous forme de graphiques de mots associés. Les indices de similitudes proposés dans Iramuteq sont ceux disponibles dans la librairie proxy de R. Cette analyse met en œuvre les concepts de la théorie des graphes utilisés en Analyse des Données relationnelles (Analyse de réseaux). Par défaut, les formes/mots sont les sommets du graphe et les arêtes représentent les cooccurrences entre eux. Plus la taille des mots est grande, plus ils sont fréquents dans le corpus, plus les liens/arêtes sont épais, plus les mots sont co-occurrents. L'analyse de similitudes offre la possibilité d'identifier le noyau de la représentation sociale et sa périphérie en s'appuyant sur une analyse statistique de type Khi 2. En effet, « L'ADS envisage les corpus d'une façon complètement différente. L'approche est davantage locale, reposant sur des propriétés de connexité du corpus. Cet algorithme a tendance à renforcer les relations de voisinage entre les formes. » (Salone, 2013, p. 2). Elle sera donc utilisée pour cette étude.

La fonctionnalité nuage de mots permet, quant à elle, d'afficher le lexique des mots associés au corpus sur la forme d'un graphique où la taille des formes/mots est proportionnelle à leur fréquence. Les mots les plus cités sont placés au centre. Cette fonctionnalité sera également utilisée pour cette étude.

L'incidence du sexe des élèves sera par ailleurs également analysée dans cette étude.

D. Utilisation du logiciel Cmaptools

Le logiciel Cmaptools permet de réaliser une carte mentale afin d'organiser les différentes informations sous la forme d'un diagramme constitué d'un noyau central, d'où partent de multiples prolongements correspondant à d'autres niveaux d'informations associées à l'élément central. Il sera utilisé afin de représenter de façon simplifiée les résultats.

E. Résultats et discussion

E.1. Représentations des élèves interrogés sur l'arsenal thérapeutique médicamenteux

E.1.1. La place que tient l'homéopathie dans l'arsenal thérapeutique des élèves de collège

Les élèves ont été interrogés afin de citer les médicaments qui leur venaient à l'esprit pour se soigner, sans donner aucune précision sur les différents types de médecine conventionnelle ou non. L'enjeu était ici d'identifier en amont si l'homéopathie apparaissait dans la représentation des élèves, sans en avoir parlé au préalable, et de définir la place qu'elle occupait. Face à ce questionnement, nous observons que la majorité de l'arsenal thérapeutique, cité par les élèves, porte sur les médicaments issus de la médecine conventionnelle. En effet, 88 % des réponses formulées par les élèves de collège, concernent les médicaments dits conventionnels (figure 1), en nommant principalement, des médicaments antalgiques comme le paracétamol, l'aspirine ou encore des médicaments antispasmodiques. 12 % des réponses concernent cependant les médicaments issus des médecines non conventionnelles. Il sera intéressant de noter dans ce cadre que les médicaments cités en premier lieu, et loin derrière les autres issus de médecine non conventionnelle, sont les médicaments homéopathiques, avec 10% de réponses sur les 12% évoqués. L'arnica est le médicament le plus nommé, probablement car il est souvent utilisé par les élèves ou leurs parents. Les remèdes de grand-mère sont mentionnés ensuite avec 1 % des réponses citées, au même niveau que la phytothérapie associée aux notions d'huiles essentielles et de tisane. Assez peu de différence est observée concernant les réponses en fonction du sexe des élèves.

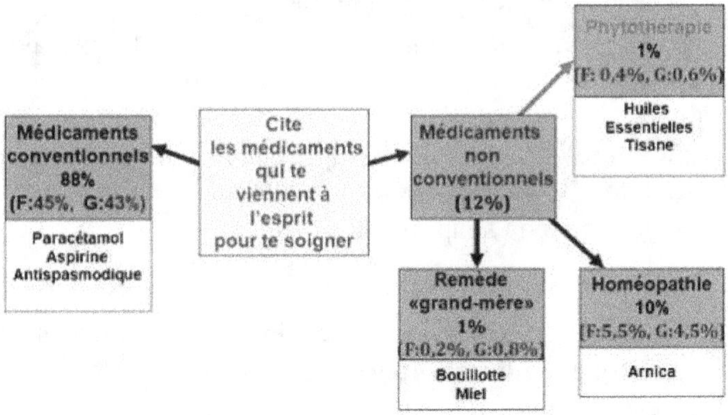

Figure 1 : Carte conceptuelle présentant les réponses données par les élèves de collège à la question « *Cite les médicaments qui te viennent à l'esprit pour te soigner.* », n = 189 avec 92 garçons et 97 filles, utilisation du logiciel Cmaptools. Les valeurs sont exprimées en pourcentage : sont mentionnés le pourcentage global, puis le pourcentage selon le sexe entre filles F% et garçons G%. Les principaux médicaments cités sont mentionnés à titre d'exemples.

E.1.2. La place que tient l'homéopathie dans l'arsenal thérapeutique des élèves de lycée

Les élèves ont été interrogés de façon analogue aux élèves de collège, afin de citer les médicaments qui leur venaient à l'esprit pour se soigner. Face à ce questionnement, nous observons tout comme pour les élèves de collège, que la majorité de l'arsenal thérapeutique cité par les élèves, porte sur les médicaments issus de la médecine conventionnelle, avec un pourcentage équivalent entre lycéen et collégien, soit ici 89 % des réponses formulées par les élèves de lycée concernant les médicaments dits conventionnels (figure 2). Nous pouvons noter un plus grand nombre de médicaments cités que les collégiens, les élèves de lycée ayant donc plus de connaissances sur ces médicaments auxquels ils ont pu être confrontés. De façon similaire aux élèves de collège, les médicaments issus des médecines non conventionnelles sont mentionnés à hauteur de 11%. Tout comme pour les collégiens, les lycéens placent l'homéopathie comme médecine non conventionnelle la plus citée, avec 10% de réponses sur 11% évoqués. L'arnica est toujours le médicament le plus nommé, cependant un certain nombre d'autres médicaments homéopathiques est mentionné et connu des élèves, tels que l'arnigel ou l'homéovox par exemple. Les remèdes de grand-mère ne sont plus mentionnés, mais la phytothérapie reste citée à hauteur de 1 % des réponses. En comparaison avec les élèves de collège, un plus grand nombre de médicaments y sont associés pour les lycéens, tels que les fleurs de Bach par exemple. Une fois de plus, peu de différence est observée concernant les réponses en fonction du sexe des élèves.

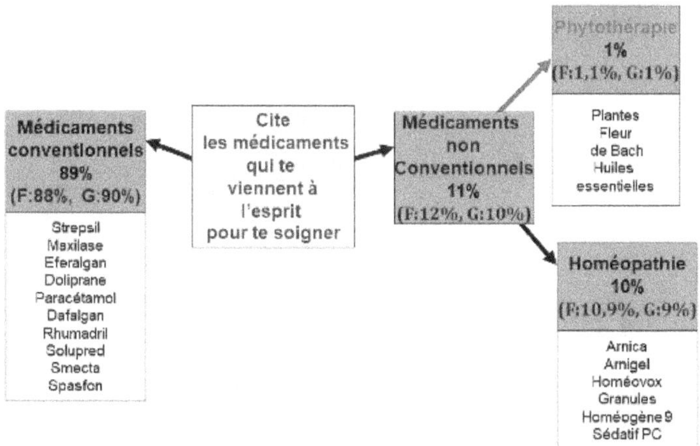

Figure 2 : Carte conceptuelle présentant les réponses données par les élèves de lycée à la question « *Cite les médicaments qui te viennent à l'esprit pour te soigner.* », n = 100 avec 50 garçons et 50 filles, utilisation du logiciel Cmaptools. Les valeurs sont exprimées en pourcentage : sont mentionnés le pourcentage global, puis le pourcentage selon le sexe entre filles F% et garçons G%. Les principaux médicaments cités sont mentionnés à titre d'exemples.

Il apparaît donc, dans cette première partie d'analyse, que la médecine non conventionnelle occupe une place moindre que la médecine conventionnelle, dans l'arsenal thérapeutique des élèves collégiens et lycéens. La médecine conventionnelle, occupant 11 à 12% de l'arsenal thérapeutique pour les élèves, est néanmoins majoritairement représentée par l'homéopathie en premier lieu, à hauteur de 10 à 11%. Il a donc été intéressant d'identifier quelles représentations les élèves possédaient sur l'objet homéopathie, qui est le plus cité parmi les médecines non conventionnelles.

E.2. Représentations des élèves de collège interrogés sur l'objet homéopathie

E.2.1. Les mots associés au terme « homéopathie » chez les élèves de collège

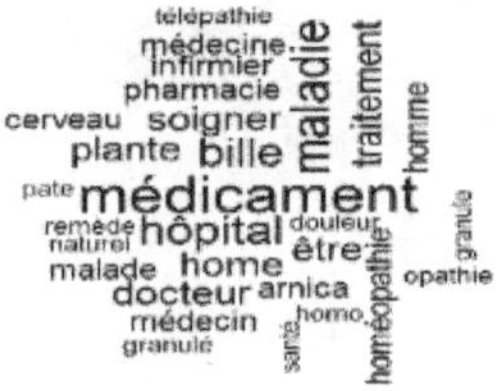

a.

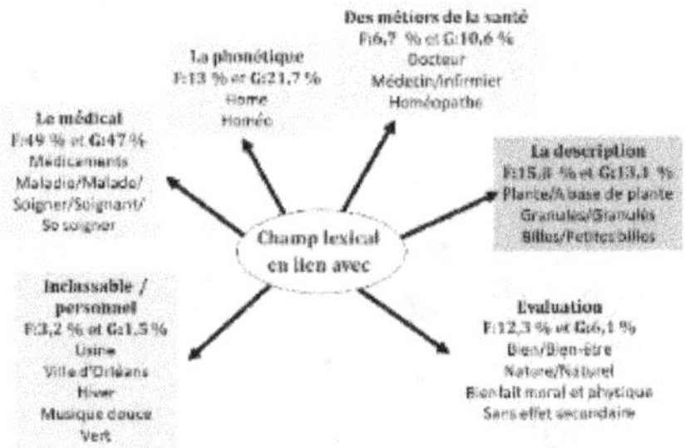

b.

Figure 3 : Mots et champs lexicaux associés à l'objet homéopathie chez les élèves de collège

a. Nuage des mots associés à l'objet homéopathie d'élèves de collège répondant à la question : « *Cite les mots qui te viennent à l'esprit lorsque tu entends le mot homéopathie.* », n = 189 avec 92 garçons et 97 filles, utilisation du logiciel Iramuteq. La taille du mot est proportionnelle à sa fréquence.

b. Définition des champs lexicaux face aux réponses des collégiens à la question : « *Cite les mots qui te viennent à l'esprit lorsque tu entends le mot homéopathie.* », n = 189 avec 92 garçons et 97 filles, utilisation du logiciel Cmaptools. Les valeurs sont exprimées en pourcentage : sont mentionnés le pourcentage global, puis le pourcentage selon le sexe entre filles F% et garçons G%.

Le nuage de mots qui a été réalisé, à l'aide de l'ensemble des réponses des collégiens face à la question « *Cite les mots qui te viennent à l'esprit lorsque tu entends le mot homéopathie* » (figure 3a), permet de mettre en évidence les termes suivants associés de façon privilégiée : « médicaments », « maladie », « traitement », « hôpital », « docteur ». Ces données indiquent que les élèves associent principalement l'homéopathie au champ lexical descriptif en lien avec le domaine médical.

Concernant les élèves de sexe féminin (figure 3b), le mot homéopathie est associé à 49 % au champ lexical du médical, à 6,7 % aux métiers de la santé, soit 55,7 % des réponses qui sont associés au champ lexical du soin. 15,8 % des réponses formulées s'attachent à décrire le produit en utilisant des termes comme granules ou billes. Pour 13 % des réponses, les élèves ont essayé de décortiquer le mot homéopathie en jouant sur sa phonétique. Le reste des réponses abordent le domaine de l'évaluation de l'homéopathie et de ses effets à 12,3 %. Une petite proportion des réponses, à savoir 3,2 %, font état de mots qui sont difficilement classables dans un quelconque champ lexical et dont le rapport avec le mot homéopathie n'est pas apparent et repose certainement sur un fait personnel.

Concernant les élèves de sexe masculin (figure 3b), ce mot est associé à 47 % au champ lexical du médical, à 10,6 % aux métiers de la santé, soit 57,6 % des réponses qui sont associées au champ lexical du soin. 13,1 % des réponses formulées s'attachent à décrire le produit en utilisant des termes comme granules ou billes. On retrouve donc des pourcentages à peu près similaires aux réponses formulées par les filles. En revanche, pour 21,7 % des réponses, les élèves ont essayé de décortiquer le mot homéopathie en jouant sur sa phonétique, ce qui est 1,7 fois plus important que pour les filles. Les réponses abordant le domaine de l'évaluation de l'objet homéopathie et de ses effets, sont 2 fois moins importantes avec seulement 6,1 % des réponses données. Tout comme les filles, il est observé, mais en proportion moindre, 1,5 %, des réponses qui font état de mots qui sont difficilement classables dans un quelconque champ lexical et dont le rapport avec le mot homéopathie n'est pas apparent.

Pour la moitié du public collégien, l'homéopathie est donc à rapprocher du milieu médical, dans la mesure où les mots associés sont en lien avec le champ lexical du soin. Pour le reste des élèves, il est à noter que les filles évaluent davantage l'objet homéopathie et ses effets, que les garçons, qui quant à eux ont davantage tendance à essayer de rapprocher ce mot de dérivés phonétiques.

E.2.2. Existence, connaissance et représentation de l'objet « homéopathie » chez les élèves de collège

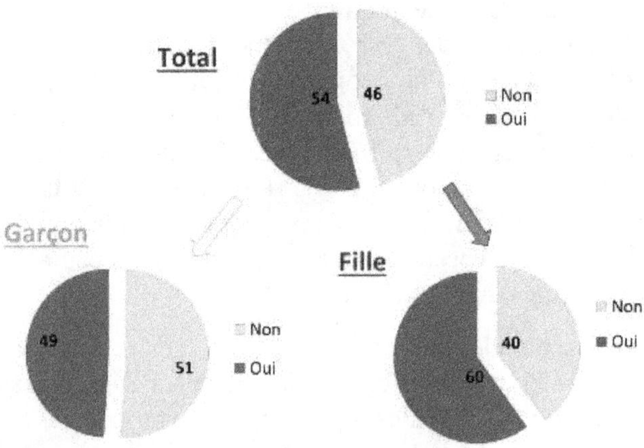

Figure 4a : Existence de l'objet « homéopathie » chez les élèves de collège, réponses exprimées en % face à la question « *As-tu déjà entendu parler de l'homéopathie ?* », n = 189 avec 92 garçons et 97 filles.

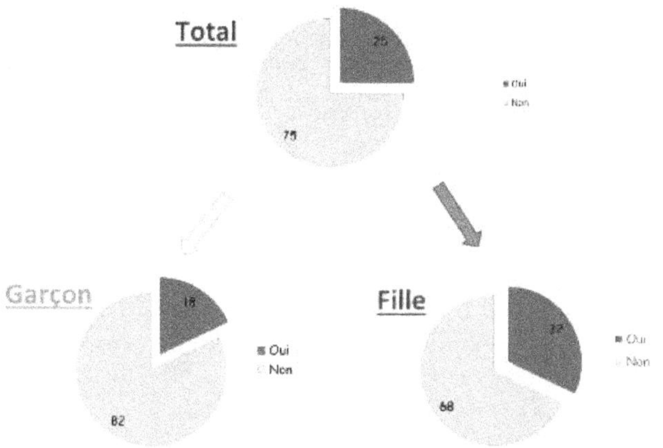

Figure 4b : Connaissance de l'objet « homéopathie » chez les élèves de collège, réponses exprimées en % face à la question « *Sais-tu ce qu'est l'homéopathie ?*», n = 189 avec 92 garçons et 97 filles.

Concernant l'existence et la connaissance de l'objet « homéopathie », nous pouvons observer que 54 % du public collégien interrogé (figure 4a) affirment avoir déjà entendu parler d'homéopathie. Cependant, il est à noter que le pourcentage de filles (60 %) est supérieur à celui des garçons (49 %) (figure 4a).

Nous pouvons également noter que 25 % du public collégien répond par l'affirmative à la question « Sais-tu ce qu'est l'homéopathie ? » (figure 4b). Le pourcentage chez les filles (32 %) restant nettement plus important que chez les garçons (18 %).

En croisant les données issues des figures 4a et 4b, il apparaît, que seulement la moitié des filles qui déclarent avoir entendu parler de l'homéopathie, savent ou pensent savoir ce que c'est. Concernant l'échantillon des garçons, il s'avère qu'un peu plus d'un tiers de ceux qui en ont entendu parler déclare savoir ce que c'est.

Concernant les représentations des élèves de collège au sujet de l'homéopathie, il est à noter que l'analyse de similitude (figure 5a) permet de pointer trois notions fédératrices dans le discours des élèves interrogés : soigner, médicament et plante. Le champ lexical du soin est ici de nouveau mobilisé. Il apparaît que les représentations des élèves de collège mobilisent une dimension descriptive et fonctionnelle de l'objet. Cette représentation n'est pas différente selon le genre étudié.

L'homéopathie semble donc un objet dont la moitié des élèves de collège de notre échantillon ont entendu parler. Un quart de l'échantillon initial indique savoir ce qu'est l'homéopathie, le représentant comme un médicament de soin et à base de plante, et ce, que l'on s'adresse à un garçon ou à une fille (figure 5a).

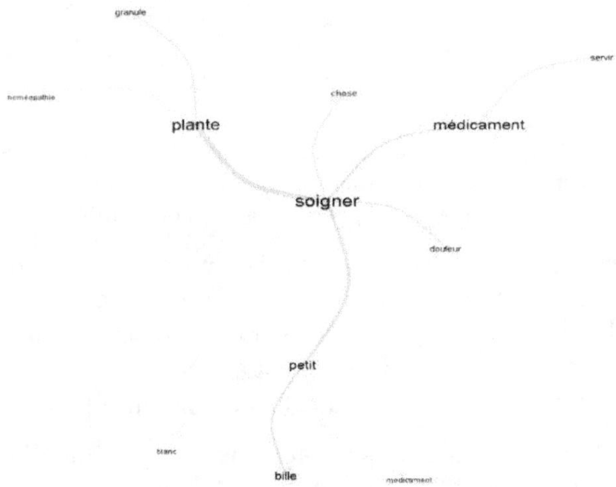

Figure 5a : Représentations de l'objet « homéopathie » chez les élèves de collège face à la question « C'est quoi l'homéopathie, pour toi ? », analyse de similitude, logiciel Iramuteq, n = 189 avec 92 garçons et 97 filles. La taille du texte est proportionnelle à la fréquence du terme dans les discours.

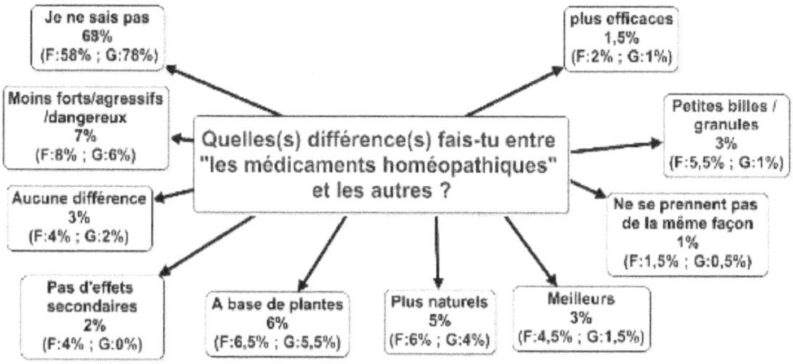

Figure 5b : Représentation au sujet de l'homéopathie, sous forme de carte conceptuelle, des élèves de collège face à la question « Quelles différences fais-tu entre les médicaments homéopathiques et les autres », réponses exprimées en %, n = 189 avec 92 garçons et 97 filles. Logiciel Cmaptools. En noir le pourcentage total des réponses, F% la proportion de filles et G% la proportion de garçons.

En précisant les représentations des élèves de collège (figure 5b), nous observons que 68 % d'entre eux ne savent pas répondre à la question « quelles différences fais-tu entre les médicaments homéopathiques et les autres ». La proportion est nettement plus élevée chez les garçons (78 %) que chez les filles (58 %). Parmi les 32 % d'élèves indiquant faire une différence, il semble que l'objet est associé en premier lieu à un médicament moins fort, moins agressif (7%) et à base de plante (6%) (figure 5b). Ces observations rejoignent les représentations de la figure 5a, en y apportant une fonction complémentaire à l'objet homéopathie : sa faible agressivité.

E.3. Représentations des élèves de lycée interrogés sur l'objet homéopathie

E.3.1. Les mots associés au terme « homéopathie » chez les élèves de lycée

Le nuage de mots qui a été réalisé, à l'aide de l'ensemble des réponses des lycéens face à la question « *Cite les mots qui te viennent à l'esprit lorsque tu entends le mot homéopathie* » (figure 6a), permet de mettre en évidence les termes suivants associés de façon privilégiée : « plantes », « maladie », « malade », « migraine », « médecin » « traitement ». Ces données indiquent que les élèves de lycée, tout comme précédemment les élèves de collège, associent principalement l'homéopathie au champ lexical descriptif en lien avec le domaine médical.

Concernant les filles (figure 6b), le mot homéopathie est associé à 64 % au champ lexical du médical et pointe l'aspect fonctionnel de l'objet. 19 % des réponses formulées s'attachent à décrire le produit en utilisant des termes comme granules, agréable ou bleu, alors que 17 % des réponses se réfèrent à l'évaluation de l'objet homéopathie.

Concernant les garçons (figure 6b), ce mot est associé pour 61 % des réponses au champ lexical du médical et à son aspect fonctionnel, 20 % des réponses formulées s'attachent quant à elle à une description de l'objet. 19 % des réponses se réfèrent à une évaluation de l'objet.

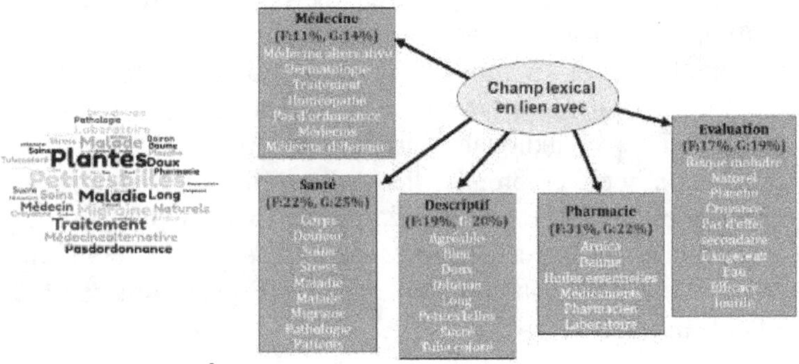

a. **b.**

Figure 6 : Mots et champs lexicaux associés à l'objet homéopathie chez les élèves de lycée

a. Nuage des mots associés à l'objet homéopathie d'élèves de lycée répondant à la question : « *Cite les mots qui te viennent à l'esprit lorsque tu entends le mot homéopathie.* », n = 100 avec 50 garçons et 50 filles, utilisation du logiciel Iramuteq. La taille du mot est proportionnelle à sa fréquence.

b. Définition des champs lexicaux face aux réponses des lycéens à la question : « *Cite les mots qui te viennent à l'esprit lorsque tu entends le mot homéopathie.* », n = 100 avec 50 garçons et 50 filles, utilisation du logiciel Cmaptools. Les valeurs sont exprimées en pourcentage : sont mentionnés le pourcentage global, puis le pourcentage selon le sexe entre filles F% et garçons G%.

Nous observons ici des données équivalentes entre filles et garçons au lycée. Comme chez les collégiens, les lycéens associent très largement le mot homéopathie au domaine médical.

L'évaluation de l'objet homéopathie semble évoluer chez les lycéens en comparaison des collégiens. Si l'objet homéopathie était évalué par les collégiens comme un objet naturel, de bien-être, sans effets secondaires, il apparaît ici plus contrasté au regard des élèves de lycée. Nous voyons apparaître dans les discours de certains lycéens des notions de placebo, croyance, dangereux, inutile, montrant une évolution de la représentation des élèves entre collège et lycée.

E.3.2. Existence, connaissance et représentation de l'objet « homéopathie » chez les élèves de lycée

Concernant l'existence de l'homéopathie, une large proportion du public lycéen (91 %) affirme avoir déjà entendu parler d'homéopathie (figure7a). Ce pourcentage étant plus élevé chez les filles (94 %) que chez les garçons (88 %), mais la différence semble moins marquée que chez les collégiens.

Concernant la connaissance de l'objet homéopathie (figure 7b), nous pouvons observer que 51 % du public lycéen qui affirme avoir entendu parler de l'homéopathie, indique également savoir ce que c'est. Le pourcentage chez les filles (64 %) restant nettement plus important que chez les garçons (38 %).

Il apparaît que si les garçons affirment avoir entendu parler de l'homéopathie (figures 3a et 7a, 49 % chez les collégiens, puis 88 % chez les lycéens) dans le même temps ils restent relativement peu nombreux à déclarer savoir ce que c'est (figures 3b et 7b, 18 % chez les collégiens et 38 % chez les lycéens). Ces premiers résultats permettent de penser que les filles sont plus sensibles ou réceptives à ce qui concerne l'homéopathie et ceci dès l'âge du collège. Cet écart de sensibilité observé chez les collégiens se maintient chez les lycéens.

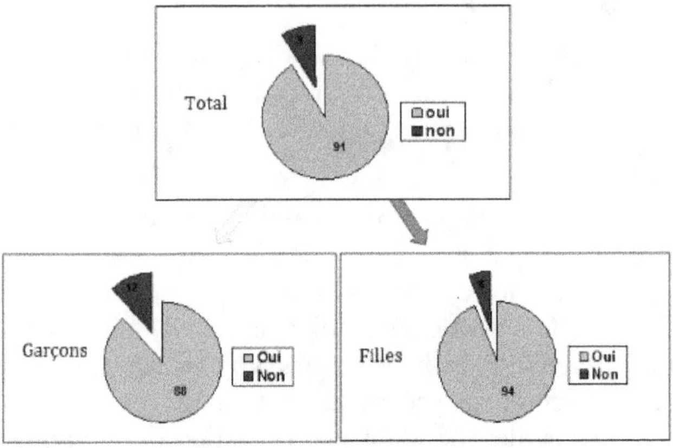

Figure 7a : Existence de l'objet « homéopathie » chez les élèves de lycée, réponses exprimées en % face à la question « *As-tu déjà entendu parler de l'homéopathie ?* », n = 100 avec 50 garçons et 50 filles.

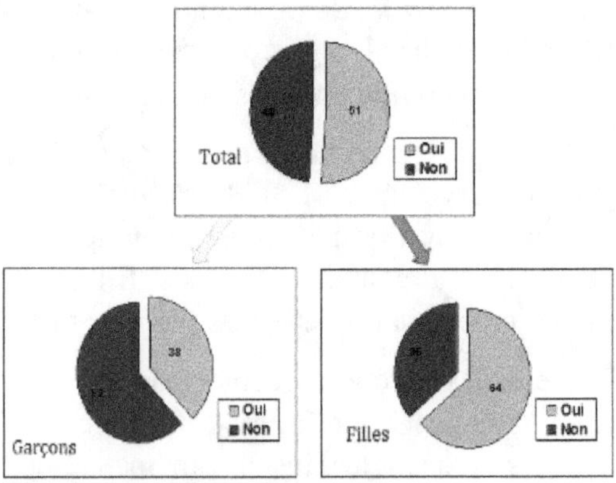

Figure 7b : Connaissance de l'objet « homéopathie » chez les élèves de collège, réponses exprimées en % face à la question « *Sais-tu ce qu'est l'homéopathie ?* », n = 189 avec 92 garçons et 97 filles.

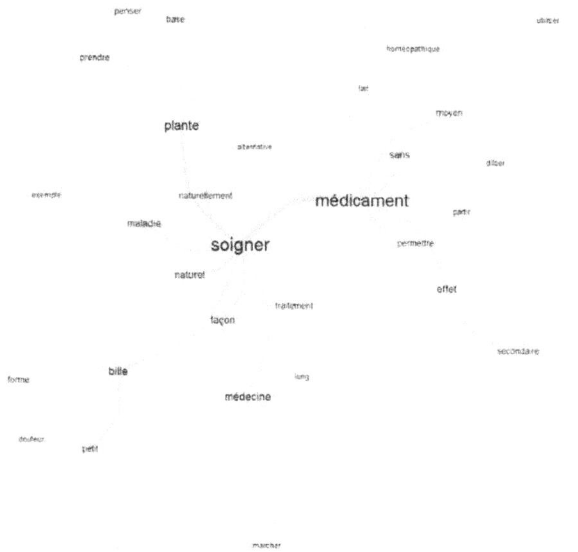

Figure 8a : Représentations de l'objet « homéopathie » chez les élèves de lycée face à la question « C'est quoi l'homéopathie, pour toi ? », analyse de similitude, logiciel Iramuteq, n = 100 avec 50 garçons et 50 filles. La taille du texte est proportionnelle à la fréquence du terme dans les discours.

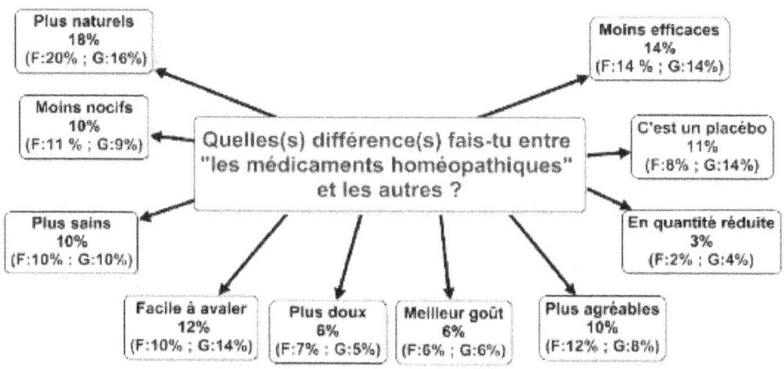

Figure 8b : Représentation au sujet de l'homéopathie, sous forme de carte conceptuelle, des élèves de lycée face à la question « Quelles différences fais-tu entre les médicaments homéopathiques et les autres », réponses exprimées en %, n = 100 avec 50 garçons et 50 filles. Logiciel Cmaptools. En noir le pourcentage total des réponses, F% la proportion de filles et G% la proportion de garçons.

Concernant la représentation des élèves de lycée au sujet de l'homéopathie, il apparaît que l'objet est associé préférentiellement, comme chez les collégiens, à trois notions principales (figures 5a et 8a) : « soigner », « médicament » et « plante ». Notons, cependant, un vocabulaire beaucoup plus étendu que les élèves de collège, faisant également apparaître, dans une proportion moindre, « médecine », « naturel », « maladie », « naturellement ». Les représentations des élèves de lycée semblent donc similaires à celles observées chez les élèves de collège avec cependant un enrichissement concernant l'évaluation de l'objet.

En précisant les représentations des élèves de lycée, il apparaît (figure 8b) que ces derniers indiquent faire une nette différence entre les médicaments homéopathiques et les autres, contrairement aux collégiens dont la majorité ne savait pas faire une réelle différence (figure 5b). Nous observons que 72 % des lycéens évaluent l'homéopathie comme étant un objet plus naturel, plus sain, moins nocif, plus agréable, facile à avaler, de meilleur goût. *A contrario*, 25% pointent une efficacité moindre, un simple effet placebo.

En distinguant les données selon le sexe (figure 8b), il apparaît que concernant les élèves de sexe féminin du lycée, le vocabulaire employé montre une plus large diversité et un enrichissement plus important concernant l'évaluation de l'objet, en comparaison avec celui des élèves collégiens et même des élèves lycéens. Ces données laissent supposer une influence du genre dans l'enrichissement de l'évaluation de cet objet, à cet âge.

L'homéopathie n'est cependant pas un thème abordé en classe de collège ou de lycée, n'étant pas dans les programmes officiels scolaires. Pour autant, les élèves possèdent, comme nous le voyons, des représentations sur le sujet. Il est donc apparu important de définir les sources d'informations pouvant alimenter ces représentations au travers d'une première approche exploratoire décrite ci-après.

E.4. Les sources d'informations actives pouvant alimenter les représentations des élèves-approche exploratoire

E.4.1. La recherche d'informations sur l'homéopathie et leurs sources chez des élèves de collège

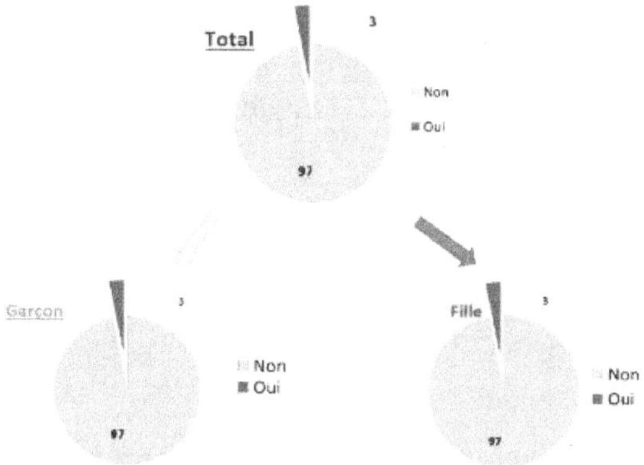

Figure 9a : Recherche d'informations sur l'homéopathie d'élèves de collège, réponses exprimées en % face à la question « *As-tu déjà cherché des informations sur l'homéopathie ?* », n = 189 avec 92 garçons et 97 filles.

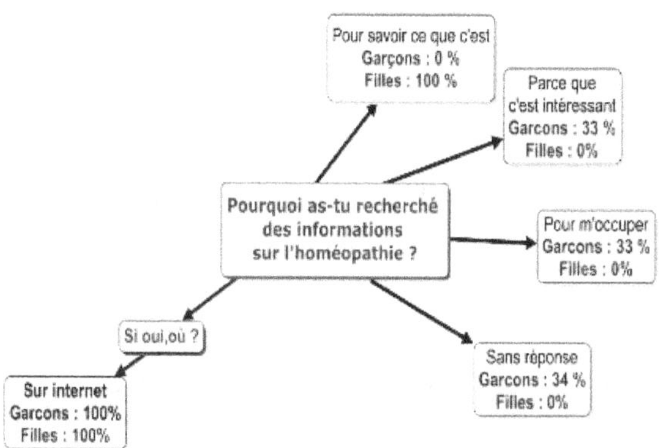

Figure 9b : Raison de la recherche d'informations d'élèves de collège sur l'homéopathie et leurs sources, réponses exprimées en % face à la question « *Pourquoi as-tu déjà cherché des informations sur l'homéopathie ? Si oui, où ?* », Utilisation du logiciel Cmaptools, n = 189 avec 92 garçons et 97 filles.

Les élèves de collège n'ont quasiment pas cherché d'informations au sujet de l'homéopathie. Seulement 3% indiquent l'avoir fait (figure 9a), aussi bien chez les filles que chez les garçons.

Les raisons qui conduisent les collégiens à faire une recherche sur l'homéopathie sont diverses :

-Concernant le public des garçons, les raisons avancées sont : l'intérêt, pour s'occuper, ou pour un tiers d'entre eux il n'y a pas de raison à cette recherche.

-Concernant le public des filles : c'est la volonté de « savoir ce que c'est » qui est la seule raison évoquée à l'origine de cette recherche.

Notons que le public de collégien indique chercher des informations uniquement sur internet.

E.4.2. La recherche d'informations sur l'homéopathie et leurs sources chez des élèves de lycée

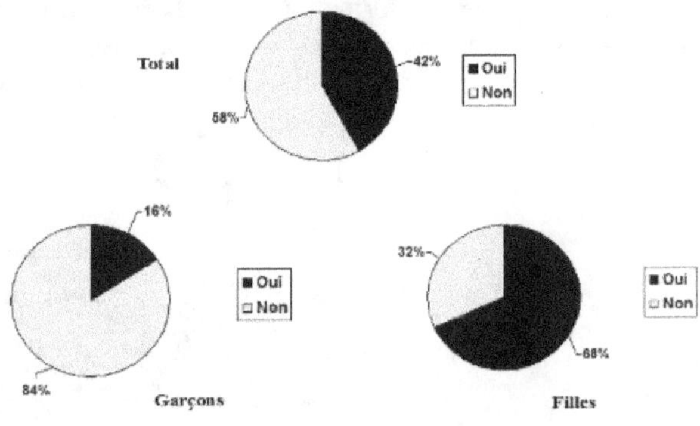

Figure 10a : Recherche d'informations sur l'homéopathie d'élèves de lycée, réponses exprimées en % face à la question « *As-tu déjà cherché des informations sur l'homéopathie ?* », n = 100 avec 50 garçons et 50 filles.

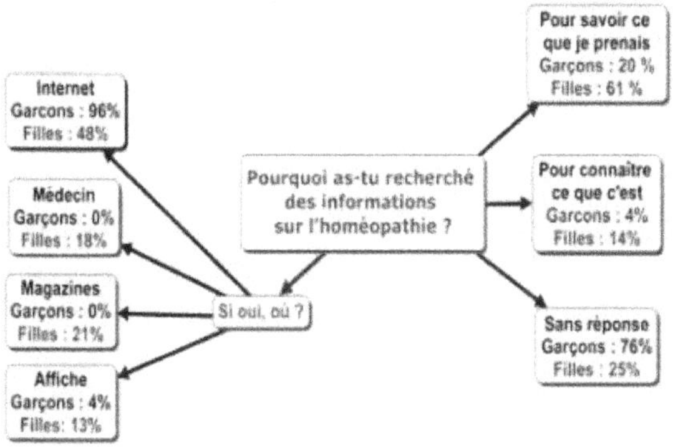

Figure 10b : Raison de la recherche d'informations d'élèves de lycée sur l'homéopathie et leurs sources, réponses exprimées en % face à la question « *Pourquoi as-tu déjà cherché des informations sur l'homéopathie ? Si oui, où ?* », Utilisation du logiciel Cmaptools, n = 100 avec 50 garçons et 50 filles.

Contrairement aux 3% de collégiens ayant cherché des informations au sujet de l'homéopathie (figure 9a), ces données montrent qu'au lycée (figure 10a), 42 % des élèves déclarent avoir recherché des informations à ce sujet. Une moyenne qui masque une large différence puisque la proportion est de 68 % chez les filles et seulement 16 % chez les garçons. Résultats qui tendent encore à montrer un intérêt pour l'homéopathie davantage marqué par les filles.

Les lycéens, tout comme les collégiens, sont amenés à faire une recherche sur l'homéopathie essentiellement pour « savoir ce que je prenais » et « savoir ce que c'est ».

Ce sont surtout les filles (figure 10b) qui effectuent cette recherche de manière ciblée (75 %) en comparaison aux garçons (24 % seulement). Les sources d'informations semblent plus variées que celles évoquées par les collégiens puisque non seulement internet est mentionné, mais également les magazines, les affiches ou les médecins. Une différence significative entre les garçons et les filles se distingue ici aussi, puisque les garçons mentionnent internet comme source principale, suivie à 4% des affiches. Les filles quant à elles, mentionnent internet à hauteur de 48% suivi des magazines 21%, puis du médecin 18%, et enfin au travers des affiches à hauteur de 13%.

F. Conclusion

L'analyse de ces données permet de mettre en évidence que dans l'arsenal thérapeutique médicamenteux, l'homéopathie est présente à hauteur de 10 % dans les réponses des élèves de collège comme de lycée, et apparaît comme le médicament le plus cité issu des médecines non conventionnelles.

Si la moitié des élèves de collège indique avoir entendu parler de l'homéopathie, la quasi-totalité des lycéens connaît son existence. Pour autant, seul un quart des collégiens indique avoir connaissance de cet objet, alors que la moitié des lycéens souligne le connaître.

Nous pouvons également noter que les représentations des élèves et les mots principaux associés à l'homéopathie chez les collégiens, comme chez les lycéens, sont essentiellement d'ordre descriptif et fonctionnel se rapportant au monde médical : « médicament - plante - malade - bille - soigner ».

La dimension normative/évaluative de la représentation des élèves de collège et de lycée ne semble pas être centrale à cet âge, alors que dans les études portant sur les représentations des étudiants (Kessouar & Di Scala, 2020), du grand public (Djouani, voir dans cet ouvrage), des médecins et pharmaciens (Bouillé & Malpel, voir dans cet ouvrage), ou encore des scientifiques (Di Scala, 2020b), il apparaît que cette dernière occupe la place centrale. Il est intéressant cependant d'observer que cette dimension semble se construire au cours de l'âge et probablement de la maturation de l'enfant. En effet, des éléments d'évaluation de l'objet homéopathie sont pointés à hauteur de 9% chez les collégiens puis à hauteur de 18% chez les lycéens, montrant une évolution de cette dimension de la représentation. Deux aspects importants sont à souligner concernant l'évolution de la dimension normative/évaluative :

-Entre 10 et 12 ans, les élèves pointent très peu l'aspect évaluatif de l'objet homéopathie, mais lorsqu'ils le pointent, ils l'évaluent comme un objet associé à une médecine sans effets secondaires (sans effets secondaires, bienfait, plus naturel).

-A 17 ans, concernant des élèves de filière scientifique, l'aspect évaluatif reste également peu pointé bien qu'occupant une place plus importante dans la représentation des lycéens en comparaison à celle des collégiens. Il semble intéressant de souligner que l'évolution observée fait apparaître une évaluation de l'objet sous le cadre normatif (placebo, dangereux, inutile) par certains élèves, en *sus* d'une évaluation associée à une médecine sans effets secondaires par d'autres élèves. Il serait pertinent qu'une étude ultérieure permette d'identifier les représentations d'élèves de lycée issus de filières non scientifiques afin d'en effectuer une comparaison. En effet, une étude antérieure sur les étudiants issus de filières différentes (Kessouar & Di Scala, 2020) a montré l'influence de la filière scientifique médicale sur la nature des représentations gravitant autour du cadre normatif.

L'évolution de la dimension normative/évaluative de la représentation des élèves, notamment au lycée, tend à s'approcher de celle retrouvée dans le grand public sans tendance affichée (Djouani, voir dans cet ouvrage), ou encore à celle des étudiants de psychologie (Kessouar & Di Scala, 2020). Elle n'occupe cependant pas encore la place centrale de la représentation qui gravite autour de la dimension fonctionnelle/descriptive de l'objet, à cet âge.

Cette étude permet également d'apporter un éclairage sur les sources d'informations actives des élèves. En effet, très peu de collégiens (3%) ont cherché des informations de façon active sur l'objet homéopathie, et lorsqu'ils l'ont fait, ils ont indiqué avoir utilisé les médias numériques, en l'occurrence les moteurs de recherche. Presque la moitié des élèves de lycée a fait cette même démarche. Il apparaît cependant que les sources d'informations actives sont plus diversifiées chez les lycéens mobilisant les médias numériques (moteur de recherche), les médias de presse ou encore les praticiens du monde médical. La raison principale évoquée par les élèves porte sur l'intérêt de mieux comprendre ce qu'est cet objet. Il serait intéressant de compléter ultérieurement cette étude exploratoire afin de questionner les sources d'informations passives des élèves, mais également de mieux comprendre la place qu'occupe la sphère extrascolaire (sphère médiatique et/ou familiale) dans la construction des représentations des élèves lors de leur maturation.

Cette analyse nous a également permis d'étudier l'influence du genre sur les représentations des élèves de collège et de lycée au sujet de l'homéopathie. Il est apparu qu'une différence émerge plus particulièrement au lycée. En effet, les représentations des élèves ne diffèrent pas en fonction du genre, cependant, les élèves de sexe féminin semblent associer un plus grand nombre de notions lors de l'évaluation de l'objet homéopathie. De façon corrélée, parmi les élèves ayant cherché de façon active des informations sur le sujet, les trois-quarts sont des filles. Par ailleurs, les sources d'informations des filles sont plus diversifiées (médecins, affiches, magazines, moteur de recherche) que celles des garçons (moteur de recherche, affiche). Se dessine ici une différence probable d'intérêt face au rapport au soin, en fonction du genre (Vidal & Salle, 2017). Plus largement, cette observation rejoint un questionnement soulevé par l'analyse des représentations des scientifiques (Di Scala, 2020b) pointant les différentes éthiques du *care* ou de la justice en lien avec le rapport au soin (Brugère, 2017). Il pourrait être pertinent lors d'une étude ultérieure d'identifier et d'analyser les éthiques des élèves, mobilisées, en fonction de leur maturation et du genre.

G. Limites de l'étude

Les limites pointées par cette étude sont les suivantes :

-Un effectif plus important d'élèves, provenant de différents établissements collège et lycée, serait pertinent, afin d'en comparer les représentations, même si le choix a porté dans ce cas d'étude sur un établissement pouvant être représentatif d'élèves de classe sociale intermédiaire à aisée.

-Une étude sur des élèves de lycée issus de filières différentes et non uniquement scientifiques serait intéressante pour la suite, afin d'en comparer les représentations, notamment selon l'analyse de l'évolution de la dimension normative/évaluative.

-Une étude prenant en compte l'analyse des sources d'informations passives, serait nécessaire pour la suite de l'étude.

-Un approfondissement de l'analyse concernant la sphère extrascolaire comme source d'informations active et passive serait pertinent, notamment au regard de l'étude de l'influence des sphères médiatiques et familiales.

3. REPRÉSENTATIONS ET USAGE DE L'HOMÉOPATHIE CHEZ LES ÉTUDIANTS SPORTIFS

Narjiss Mekaoui El Idrissi[1,2], Marie-Stéphanie Abouna[1,2], Pascal Bourgeois[1]

[1]CY ILEPS, Cergy Paris Université
[2]AGORA EA 7392

Cette étude issue du projet de recherche sociétale HOMEOCCS s'intègre dans le questionnement global des représentations sociales chez différents publics étudiants en médecine, sciences de la vie et de la terre et psychologie sur l'homéopathie (Di Scala, 2020a ; Kessouar & Di Scala, 2020). Il s'agit notamment d'identifier si les cursus de formation ont une influence sur ces représentations ou non. Elle s'intéresse particulièrement ici aux étudiants en Sciences des Activités Physiques et Sportives (STAPS). L'interrogation de ce public trouve son intérêt à la fois dans la controverse qui anime les sphères médicales et sociales quant à la pertinence de l'action de l'homéopathie, mais aussi dans la relation particulière que les jeunes étudiants en sport, tout comme une majorité de sportifs, entretiennent avec leur corps (Le Breton, 2008) et avec la santé en général (Wallian *et al.*, 2007). Les activités physiques et sportives, comme le souligne David Le Breton, incarnent l'essence même du corps, son triomphe (Le Breton, 2003). Nos recherches de la beauté ou nos préoccupations d'hygiène ou de soin de soi sont ainsi liées à des pratiques de cultes du corps, selon Georges Vigarello, Alain Corbin et Jean-Jacques Courtine. De fait, si « le souci esthétique est devenu aujourd'hui pour de plus en plus d'hommes et de femmes un moyen de transformer leurs modes d'existence, leurs façons de se soigner, d'agir et d'intervenir sur eux-mêmes » (Corbin *et al.*, 2005 ; et 2011 :2, cité dans Andrieu), ce souci semble exacerbé par les sujets sportifs. L'attention ou le soin portés par ces derniers à leur corps s'avère être un enjeu primordial, à la fois pour la pratique de l'activité sportive en termes de performances, mais également en termes de stratégies d'insertion professionnelle dans le champ sportif (Hidri-Neys, 2004). De fait, les pratiques sportives, et plus particulièrement les activités de mise en forme, sont souvent données « comme un moyen d'intervention sur le corps » (Métoudi, 1982, p. 45), elles peuvent même entrer dans le cadre de « stratégies de façonnage de l'apparence » (Irlinger, *et al.*, 1990, p. 269). Il faut souligner par ailleurs que l'effort déployé lors de la pratique, qu'elle soit régulière ou occasionnelle, professionnelle ou de loisirs, peut être source de blessures ou d'autres problèmes de santé. En effet, la fréquence mais aussi l'intensité d'une activité physique peut entraîner des douleurs et des blessures. Dans une optique de performance et/ou de bien-être, les sportifs essaient donc toujours d'éviter ces désagréments. Dans des approches approuvées totalement, partiellement ou complètement réprouvées, l'attention des sujets sportifs à leur corps s'opère à la fois dans la manière de prendre soin de celui-ci, mais aussi de se sentir responsable de leur santé, attentions et soins portant sur les aspects médicaux, hygiéniques ou esthétiques (Louveau, 2007). Ainsi la recherche de la performance ou les stratégies d'évitement des blessures peuvent pousser les acteurs à recourir à des formes classiques de soin (allopathie…) ou à des modalités alternatives (souvent qualifiées de médecine douce telle que l'homéopathie, l'ostéopathie, l'acupuncture…). Cependant d'autres sportifs peuvent avoir recours à l'utilisation de certains produits plus ou moins autorisés (Beck *et al.*, 2002 ; Trabal, 2002, Escriva, 2015), voir à des procédés qui poussent à la controverse (Collinet & Terral 2006, Terral *et al.*, 2009). Nombreux sont les médicaments en libre-service en officine, qui se retrouvent du jour au lendemain sur des listes, mettant ainsi les utilisateurs dans la position de consommateurs de produits illicites, que ce soit volontaire ou pas (Brissonneau *et al.*, 2008).

Au-delà de la médecine conventionnelle à laquelle ils peuvent avoir recours, quelle est la place des médecines non conventionnelles ou substances dites naturelles, à l'instar de l'homéopathie (Traverso, 1993) chez ces sujets ? Notre réflexion, dans le cadre de ce projet s'intéresse donc à la manière dont ils intègrent l'homéopathie dans leurs imaginaires.

Le monde sportif étant assez vaste et la pratique du haut niveau ayant ses spécificités et ses règles formelles, nous questionnons la pratique sportive ordinaire dans un cadre toutefois spécifique. En effet, notre questionnement s'intéresse à des étudiants investis dans des études ou des formations en rapport avec le sport, soit principalement les étudiants en Sciences et Techniques des Activités Physiques et Sportives (STAPS). En plus d'une partition sexuée où les garçons sont majoritaires, la particularité des études en STAPS est qu'elles exigent une gestion optimale des connaissances théoriques et de la pratique physique ; pratique nécessitant une santé physique minimale pour réussir dans la branche (Wallian *et al.*, 2007). Nous avons donc choisi principalement le concept de représentations sociales et le genre dans une moindre mesure, comme outil d'analyse de l'image de l'homéopathie chez ces jeunes.

Nous cherchons à saisir l'image, mais aussi la connaissance de l'homéopathie chez les étudiants en sciences du sport, qu'ils soient inscrits en filière management du sport ou en filière éducation et motricité au regard de la controverse sur l'homéopathie, mais également sur le sport. Il existe plusieurs filières en Staps, dont les principales sont le management du sport conduisant à des métiers en lien avec la gestion, la communication, l'événementiel sportif, etc. ; l'éducation et motricité qui conduisent prioritaire au professorat d'éducation physique et sportive.

Rappelons que le monde sportif n'est pas à l'abri des controverses (Delalandre, 2014 ; 2016). Que ce soit sur les procédés tels que l'électrostimulation (Collinet & Terral, 2006 ; 2013), l'usage des appareils par le sport adapté (Leseleuc & Issanchou, 2016) ou encore les nombreuses controverses sur le dopage (Brissonneau *et al.*, 2008 ; Demeslay, & Buisine, 2012 ; Trabal, 2002). Loin d'être neutre, l'homéopathie vient donc alimenter ces controverses. Pour autant, le lien entre l'homéopathie et le sport reste peu questionné en sciences humaines et sociales. Il existe en effet peu de littérature dans ce sens. La plupart des travaux de recherche semblent issus du champ de la médecine d'une part et, d'autre part, les quelques données disponibles dans ce sens relèvent davantage de la vulgarisation ou du partage d'expériences de ceux qui en font déjà usage à travers des magazines et des sites généralistes ou engagés tels que Top santé, « medicament.com » ou « homeophyto.com ». Ces données portent principalement sur les usages ou les bienfaits de l'homéopathie quant à la récupération ou à la prévention de certaines blessures. Ce manque de littérature donne donc toute sa pertinence à notre objet d'étude, mais rend aussi difficile la manière de l'appréhender. Notre questionnement s'avère dans ce sens fondamental et s'inscrit dans une perspective innovante mêlant différents champs scientifiques (sciences sociales et expérimentales). Nous voulons notamment dépasser le cadre de l'entre-soi des magazines ou sites de vulgarisation, pour saisir la portée de l'homéopathie à une échelle relativement large et nourrir ainsi la connaissance scientifique.

Pour ce faire, nous nous intéressons à la notion de représentations sociales conçues comme la vision du monde qu'ont les membres d'un groupe spécifique. Elle renvoie au « savoir de sens commun mis en œuvre dans l'expérience quotidienne » (Moscovici, 1961).

La théorie des représentations sociales repose ici sur le postulat selon lequel « toute réalité est représentée, c'est-à-dire appropriée par l'individu ou le groupe, reconstruite par son système cognitif, intégré dans son système de valeurs dépendant de son histoire et du contexte social et idéologique qui l'environne » (Abric, 2005, p. 12). Ce concept de représentation sociale si riche et si complexe se situe au carrefour de plusieurs disciplines, telles que la sociologie, la psychologie sociale et l'anthropologie qui mobilisent ce concept opératoire en termes de différenciation sociale des groupes (Moscovici, 1961 ; Jodelet, 1984a ; 1989 ; Abric, 2005).

En effet, en tant que systèmes d'interprétation régissant notre relation au monde et aux autres et orientant les conduites et les communications sociales (Jodelet, 1984b), les représentations sociales s'avèrent être un outil conceptuel tout à fait pertinent pour les questions qui sont les nôtres. Nous cherchons précisément à rendre compte de sa portée au plan social, et de ses retombées et ses implications opérationnelles, prises dans la singularité de son rôle au sein de la pratique sportive dans le cadre des études. Il s'agit notamment de savoir comment l'homéopathie est perçue, abordée et utilisée pour agir ou prendre position (Di Scala, 2020a ; Kessouar & Di Scala, 2020). L'hypothèse sous-jacente à notre questionnement est celle d'un a priori favorable ou une connaissance pertinente de l'homéopathie chez les sujets sportifs.

A. Méthodologie et public ciblé

Pour accéder aux représentations d'une population, certains chercheurs ont développé un grand nombre de méthodes, notamment via des questionnaires d'association verbale considérant leur fréquence d'apparition et leur rang d'assignation (Abric, 2005). Notre recueil des données sur les représentations s'est donc fait sur la base de l'association verbale à travers un questionnaire (Di Scala, 2020a) soumis aux étudiants issus de la filière Staps à L'ILEPS de Cergy. L'administration s'est faite de manière anonyme dans le respect de la réglementation européenne de protection des données RGPD applicable depuis le 25 mai 2018. Au-delà des déterminants, sociaux (âge, sexe...) et spécificités des études (management ou motricité), il n'y a pas eu besoin de connaître l'identité personnelle du répondant.

Ce sont donc 96 étudiants en STAPS, de CY ILEPS, d'âge moyen (21,5 ± 3,1), formant deux populations, 28 d'entre eux sont étudiants en spécialité management du sport, et 68 en éducation et motricité qui ont répondu au questionnaire. Par ailleurs, la population des répondants se répartit entre 63 garçons et 33 filles.

Celui-ci a été construit à partir du logiciel libre LimeSurvey version 2.65.0 et mis en ligne via plateforme de sondage de l'université de Bourgogne. Il comporte aussi bien des questions sur les variables individuelles (âge, sexe, année d'études...), que des questions plus ou moins ouvertes sur leur connaissance et usage de l'homéopathie. S'ajoute à cela, la question clé concernant les représentations : « citez les 10 mots qui vous viennent à l'esprit lorsque vous entendez le mot homéopathie », qui nous a permis de recueillir et d'analyser selon leur fréquence d'apparition les mots spontanément cités.

Les données sont analysées à l'aide de deux logiciels : le logiciel libre Iramuteq-Logiciel R (version 0,7 alpha 2), qui permet d'analyser les similitudes ainsi que des AFC et le logiciel Statistica.13 pour les statistiques quantitatives - Dendrogrammes, Analyse de la variance (Anova) à plusieurs facteurs et Analyse en Composante Principale (ACP).

Afin d'accéder à l'organisation de la représentation, nous avons établi des liens de proximité entre les éléments de la liste sélectionnés. Pour ce faire, nous avons construit un indice de similitude basé sur la concordance de Kendal. À partir des associations fournies, nous avons dressé des listes en fonction de la fréquence d'apparition des mots et de leur distribution.

B. Résultats et discussions

B.1. Analyse descriptive des mots et représentations de l'échantillon global

Nous avons déterminé, dans un premier temps, les mots constituant le champ de la représentation sociale. Il s'agit des mots qui sont les plus pertinents. Pour ce faire, nous avons eu recours à la loi binomiale, afin d'éliminer tous les mots liés au hasard.

Après avoir limité l'extension de la liste aux mots cités par 10% de la population, nous avons retenu les 9 mots présentés dans le tableau numéro 1.

	Mots	Fréquences	% total (/394)	Poids relatif (/139)
1er	Médicament	30	7,8%	21,6%
2e	Plantes	19	4,9%	13,7%
3e	Médecine	18	4,7%	12,9%
4e	Soins	15	3,9%	10,8%
5e	Santé	14	3,6%	10,1%
6e	Granules	11	2,9%	7,9%
7e	Maladie	11	2,9%	7,9%
8e	Médecine alternative	11	2,9%	7,9%
9e	Soigner	10	2,6%	7,2%

Tableau 1 : Les mots les plus cités par le public cible, n=96.

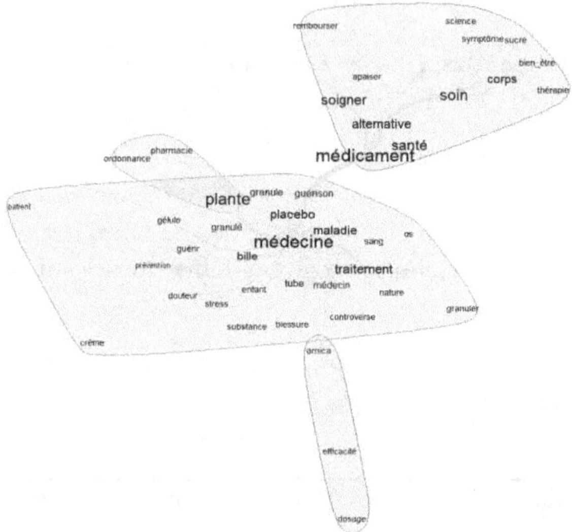

Figure 1 : Analyse de similitudes basée sur les cooccurrences des étudiants en Staps de CY Ileps, n=96.

Grâce au logiciel IRaMTeq-logiciel R, nous obtenons l'analyse de similitudes basées sur les cooccurrences.

Comme on peut le constater (Figure 1 et tableau 1), les étudiants en Staps considèrent l'homéopathie dans l'ordre comme un médicament fabriqué à partir de plantes, une médecine procurant des soins santé grâce aux granules. Ensuite s'ajoutent des items tels que : « médecine alternative » et « médicament ». Cette vision reste plutôt en phase avec l'essence même et l'objet de l'homéopathie à savoir « une médecine douce basée sur les plantes » (Traverso, 1993).

Nous avons alors essayé, à partir de Statistica 13, grâce au coefficient de Concordance de Kendal, de considérer les liens de proximité entre chaque mot cité de la liste chez les interrogées. Le coefficient de concordance de Kendall est un test statistique qui permet d'exprimer l'association simultanée (c'est-à-dire le lien) entre plusieurs observations. Dans notre cas les observations représentent les mots cités par notre public d'étudiants.

Il s'agit tout d'abord de retenir les rangs de citation des items pour chacun des individus (les rangs s'échelonnent de 1 à 10 dans la première liste, le rang 11 est donné à tout item appartenant à la liste complémentaire et le rang 1000 à tout item n'étant pas mentionné par le sujet considéré). Puis nous avons testé le degré d'accord entre chaque paire de sujets en considérant leur hiérarchie de classement pour chaque paire d'items (deux sujets vont être considérés comme d'accord s'ils ont tous les deux attribué à l'item a un rang supérieur (/inférieur) à celui qu'ils ont attribué à l'item b).

Après avoir affecté la note (+1) si les sujets sont d'accord et la note (–1) si les sujets sont en désaccord, nous avons calculé un indice de similitude pour chaque paire d'items : 1- [[(somme des accords) + (somme des désaccords)] / n(n-1)/2]. Cet indice est compris entre (+1) et (–1). Si pour deux items tous les couples de sujets possibles sont en accord, l'indice est égal à 1. Au contraire, si tous les couples de sujets sont en désaccord, il est égal à (–1). Enfin, s'il y a le même nombre d'accord que de désaccord, l'indice est nul.

Le calcul de cet indice permet l'évaluation de la distance entre le mot inducteur (ou stimulus) et les mots associés et non l'évaluation de la distance entre les mots associés entre eux (on peut toutefois noter que la probabilité d'avoir un même degré d'accord pour deux items proches l'un de l'autre est plus faible que pour deux items éloignés dans la mesure où cette dernière comparaison favorise l'expression de jugements tranchés). Le choix de cet outil mathématique s'appuie d'une part sur le présupposé théorique du lien entre le rang d'apparition et la qualité sociale des items et d'autre part sur la non-prise en compte de la valeur arithmétique des rangs. En effet, si, pour un sujet donné, on peut admettre qu'un item soit plus proche du stimulus que le suivant, pour un ensemble de sujets, le fait que cet item occupe le 4e rang pour le sujet 1 et le 5e pour le sujet 2 n'est pas pertinent en soi, dans la mesure où l'association des mots à l'intérieur de la liste peut se faire pour chacun par activation de chaînes mentales différentes et donc de tailles plus ou moins variées. En d'autres termes, s'il paraît théoriquement fondé de considérer qu'un item placé plus loin du mot stimulus qu'un autre par un ensemble de sujets l'est effectivement, il semble plus difficile d'admettre qu'il l'est à telle distance (ce qu'il est possible d'obtenir artificiellement en moyennant les rangs). (Lacassagne *et al.*, 2004). La figure 2 illustre le résultat.

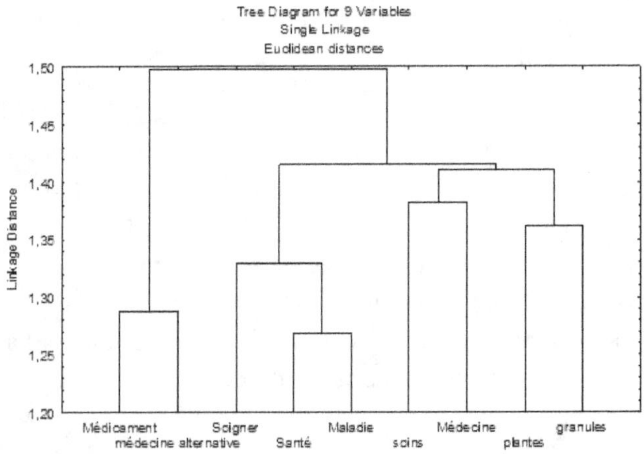

Figure 2 : Dendrogramme de la représentation sociale de l'homéopathie des étudiants en Staps de CY Ileps, n=96.

Le dendrogramme de la figure 2 se compose de 2 blocs (déséquilibrés) :

-Un premier bloc composé du couple "Maladie" et "santé", auquel s'ajoute l'item "Soigner". Ce 1er sous bloc est rattaché à un second qui regroupe 2 couples de mots : "Granules-Plantes" et "Soins-médecine".

-Un second bloc qui s'oppose au reste et qui est composé de 2 mots, "médicament" et "médecine alternative".

Ce dendrogramme fait bien émerger d'une part, comme évoqué dans les analyses de similitudes juste avant, les notions de médecine par les plantes qui soigne la maladie grâce aux granules et d'autre part, le médicament et la médecine alternative. Cette représentation graphique, à travers les liens de proximité met en exergue, la vision « grand public » de l'homéopathie (Di Scala, 2020b).

Afin de confirmer ces premiers résultats, nous avons réalisé une AFC que nous présentons dans la figure 3.

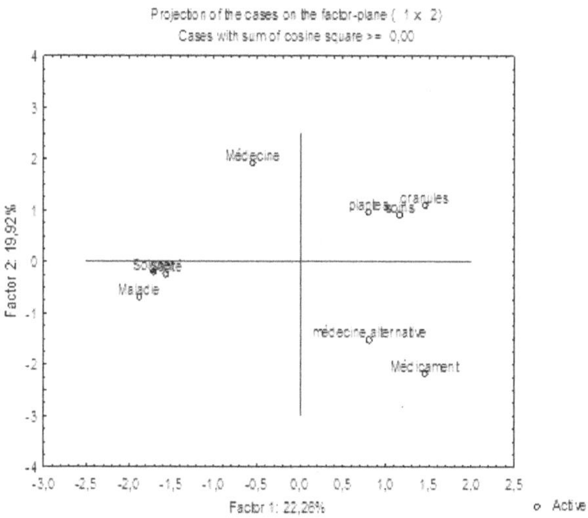

Figure 3 : Analyse factorielle des correspondances à partir des mots retenus, n=96.

Nous retrouvons les mêmes blocs à partir de l'analyse factorielle de correspondances (projection des mots) sur ce qu'évoque l'homéopathie. Lorsque l'on regarde sur le facteur 1 (Fig. 3) qui représente 22,3% de la variance de tous les résultats, les mots cités à l'extrémité à droite fluctuent dans le même sens et s'opposent aux mots qui sont à l'extrémité gauche de la figure. On interprète ces résultats ainsi :

- Plus les sujets citent les groupements suivants : « granule, plantes et soins » (extrême droite de la figure) moins ils citent « soigné, santé et Maladie » (extrême gauche). Mais également, ils pensent que c'est davantage une médecine alternative et un médicament (extrême droite en bas) et moins c'est une médecine traditionnelle (en haut, facteur 2).

Ces résultats semblent en contradiction avec l'actualité, où l'homéopathie est controversée et est remise en cause depuis quelque temps quant à sa faculté à guérir et à soigner par les associations savantes (Viet, 2015). Ce constat peut s'expliquer par la posture réflexive des étudiants en sport ou des sportifs en général à prendre soin de leur corps, donc pour notre public, il s'agit d'une manière comme une autre de se soigner. On pourrait penser que l'homéopathie étant accessible sans ordonnance, il est plus facile aux jeunes sportifs d'y avoir plus facilement recours sans avoir nécessairement besoin d'une ordonnance. Par ailleurs, l'on peut penser que les nombreux relais que sont les sites ou supports de vulgarisation, ou des personnes-ressources telles que les entraîneurs, coaches, etc. soient de bons canaux d'information dans ce sens.

B.2. Analyse quantitative en fonction des différentes variables

Afin d'affiner nos résultats et à partir de l'analyse en composante principale des 14 variables du questionnaire, nous avons grâce au logiciel Statistica 13, effectué plusieurs tests Anova pour mettre en évidence les effets du genre, de l'âge, de la connaissance de l'homéopathie, le désir de prendre des informations sur l'homéopathie et de son utilisation dans la vie courante et pour des soins sportifs. La figure 4 fait état de l'ACP globale qui permet de faire une étude multivariée de toutes les variables ensemble. Et comme précédemment vu ci-dessus pour la figure 3, plus une variable est excentrée (et supérieure à un degré de corrélation de 0,50 ou inférieure à - 0,50) plus on interprète ces variables, si elles sont du même côté comme fluctuant ensemble dans le même sens et si elles sont à l'opposé comme fluctuant en sens inverse (corrélation inverse). Ici les variables "code étude et âge" (à l'extrême gauche) fluctuent dans le même sens et à l'extrême droite aucune variable n'est supérieure à 0,50 et ne peut donc être considérée comme liée.

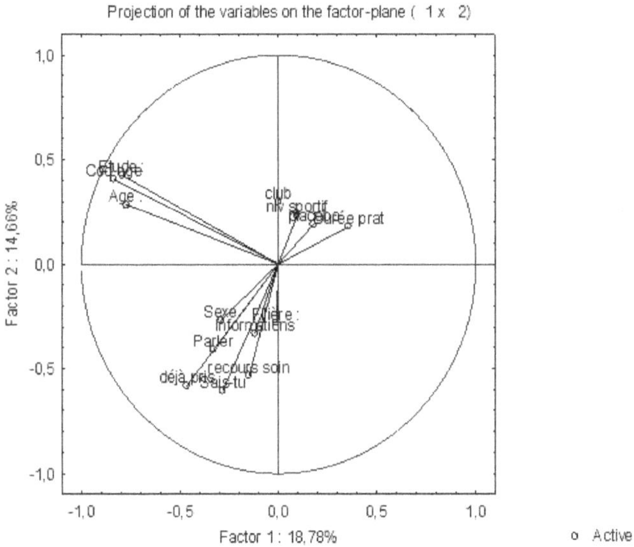

Figure 4 : Analyse en composantes principales à partir des mots retenus (Fact1 et 2), n=96.

Ainsi, comme nous pouvons le constater, le facteur 1 représente 18,8 % de la variance des résultats et nous permet d'interpréter les résultats comme : plus on est âgé et fait des études, plus on a déjà pris de l'homéopathie. Le rapport à l'homéopathie semble être lié à la spécificité des études (Kessouar & Di Scala, 2020) et surtout le besoin lié à leur activité qui, comme l'indique la littérature pousse les sportifs et les étudiants dans le domaine à rechercher une optimisation de leur corps et de ses performances, en diminuant la douleur, en activant la récupération plus rapidement, ou en anticipant et évitant la blessure, etc. Et en cela l'homéopathie pourrait être considérée comme telle. Ce qui pourrait aussi expliquer la différence que nous évoquerons entre les étudiants engagés en management du sport et en éducation et motricité (voir infra).

On pourrait aussi se demander dans quelle mesure le niveau de formation aurait un lien avec l'homéopathie ou la médecine alternative. Peut-on généraliser médecine alternative et consommation par âge et niveau d'instruction ?

Le facteur 2 quant à lui représente 14,7 % de la variance des résultats et nous montre que plus on connaît l'homéopathie plus on l'utilise déjà et davantage pour les soins sportifs (les 3 variables en bas de la figure 4).

La figure suivante (figure 5) nous renseigne sur les Facteurs 3 et 4.

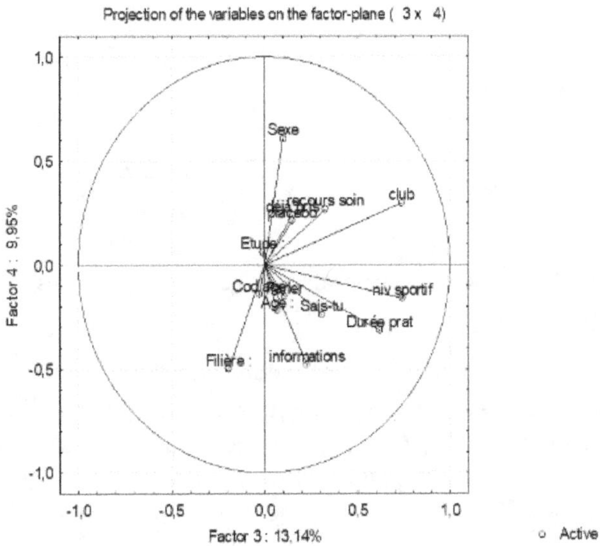

Figure 5 : Analyse en composantes principales (Fact 3 et 4), n=96.

Le facteur 3 représente 13,2 % de la variance des résultats et fait émerger un lien entre le niveau sportif des interrogés et la pratique sportive : « plus j'ai un Niveau élevé de sportif, plus je suis en club et plus je pratique (durée) ». Ce facteur n'a pas de rapport avec l'homéopathie. Il ne semble pas qu'il y ait une corrélation entre le niveau du sportif et la prise ou le recours à l'homéopathie. Au regard de l'hétérogénéité de notre population d'étude, il serait intéressant de prolonger cette étude auprès des sportifs de haut et très haut niveau, population très peu présente dans notre échantillon.

En revanche, le facteur 4 (Fig. 5) représente 10 % de la variance des résultats et nous montre que plus je suis un garçon suivant une formation en Management du sport et plus j'ai cherché des informations sur l'homéopathie. Cette donnée a été confirmée par test posthoc de Bonféroni, p=0,05.

B.3. Effets de genre sur la prise de l'homéopathie et le recours comme soin

Après avoir étudié l'effet global, nous allons voir s'il existe des effets de genre sur les représentations de l'homéopathie et sa potentielle utilisation au sein de notre population d'étude à partir d'Anova à 1 facteur.

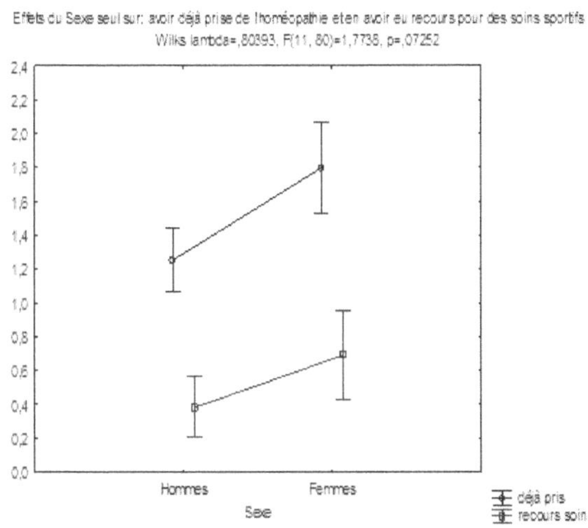

Figure 6 : Anova à un facteur (sexe) sur l'effet du sexe sur la prise et le recours à l'homéopathie, n=96.

D'autres tests statistiques (Anova à 2 facteurs, Sexe X âges) ont été réalisés, notamment l'effet du sexe et de l'Âge. Il n'y a pas d'impact de l'âge seul sur l'homéopathie, ceci peut s'expliquer par notre échantillon qui est une population jeune restreinte avec faible écart type (21,5 + 3,1).

Concernant l'effet du Sexe, il en ressort que plus je suis une femme et plus j'ai déjà utilisé l'homéopathie (p=0,001) et de fait plus j'y ai eu recours pour les soins sportifs (p= 0,05) ; ce qui rejoint le constat global de l'utilisation de l'homéopathie par les femmes.

La figure 7 nous montre que plus les étudiants ont déjà entendu parler de l'homéopathie, plus ils ont des connaissances dessus (p= 0,008), et plus ils l'ont déjà utilisée (p= 0,00002).

Il n'y a cependant aucune différence significative concernant l'effet croisé « j'en ai entendu parler » et Sexe.

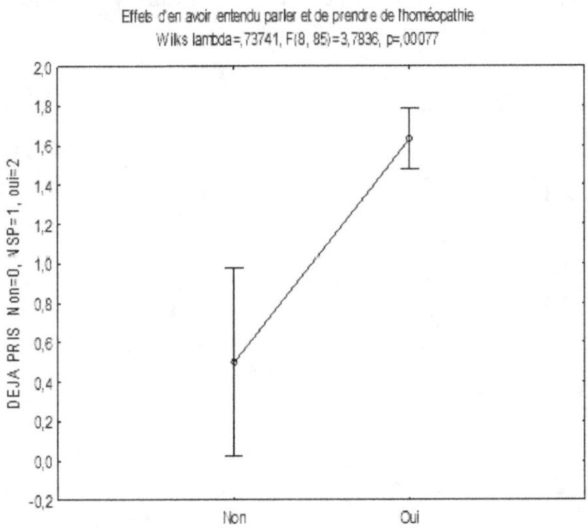

Figure 7 : Analyse de la variance sur l'effet d'avoir déjà entendu parler de l'homéopathie et y avoir recours, n=96.

D'autres analyses, Anova à 2 facteurs (sexe X "avoir cherché de l'information") nous permettent d'affiner ces résultats, notamment :

-L'effet seul « d'avoir cherché de l'information » montre que plus j'ai cherché de l'information et plus j'ai eu recours à l'homéopathie pour des soins sportifs (blessures, entorses…) (p= 0,007)

-Les effets croisés « j'ai cherché des informations » et Sexe, montrent que :

- Plus je suis une femme, plus j'ai cherché des informations et plus je connais l'effet placébo (p= 0,04)
- Plus je suis une femme ou un homme inscrit en filière Management, Plus j'en ai entendu parler, plus j'ai des connaissances dessus, plus je cherche des informations et plus j'ai déjà utilisé l'homéopathie et plus j'y ai eu recours pour des soins sportifs plus je connais les effets Placébo.

Ces quelques données ont fait émerger une légère différence entre hommes et femmes quant à l'usage de l'homéopathie, et de fait nous avons souhaité, dans un second temps, approfondir ces investigations. Pour ce faire, nous avons analysé notre corpus en prenant en compte l'effet genre.

Le tableau 2 nous donne la fréquence relative des mots cités au moins 5 fois par les hommes et les femmes de notre échantillon :

		Fréquence relative des mots cités au moins 5 fois		
	Mots	Tous	Femmes	Hommes
1	Médicament	13,8%	13,5%	14,1%
2	Médecine	13,4%	14,6%	12,5%
3	Plante	8,5%	11,5%	6,3%
4	Soin	7,1%	4,2%	9,4%
5	Naturel	6,7%	7,3%	6,3%
6	Doux	6,7%	10,4%	3,9%
7	Santé	5,8%	3,1%	7,8%
8	Maladie	4,9%	1,0%	7,8%
9	Médecine alternative	4,9%	5,2%	4,7%
10	Traitement	4,5%	2,1%	6,3%
11	Soigner	4,5%	4,2%	4,7%
12	Placebo	4,0%	3,1%	4,7%
13	Billc	3,1%	5,2%	1,6%
14	Corps	3,1%	2,1%	3,9%
15	Arnica	2,2%	4,2%	0,8%
16	Douleur	2,2%	4,2%	0,8%
17	Granule	2,2%	3,1%	1,6%
18	Médecin	2,2%	1,0%	3,1%

Tableau 2 : la fréquence relative des mots cités au moins 5 fois, n=96.

On peut noter que les mots les plus cités par chaque population sont identiques.

Ce tableau nous montre que, pour les étudiants STAPS, l'homéopathie est avant tout une médecine préconisée par les médecins et un réel médicament (29,5%) qui permet de soigner (26,8%). C'est également une médecine alternative douce qui permet de lutter contre la douleur et pour leur corps alors que celui-ci est souvent malmené au cours de l'entraînement, comme nous avons pu le voir sur l'échantillon dans les figures 2 et 3.

Notre population de sportifs ne considère pas que c'est un placébo (4% seulement) alors même que la majorité de nos étudiants savent ce qu'est un placébo, ce qui corrobore le fait qu'il y a peu de place à la controverse au sein de cette population, et que l'homéopathie est bien considérée comme un moyen de se soigner.

Cependant, on note quelques effets de genre. En effet, les hommes composant notre échantillon considèrent l'homéopathie davantage comme un soin, un traitement qui permet de soigner et de lutter contre la maladie. Les femmes, quant à elles, considèrent davantage qu'il s'agit d'une médecine alternative douce et naturelle, pour lutter contre la douleur en décrivant plus leur composition et leur aspect à base de plantes composés de granules de billes ou directement d'un des produits : l'Arnica.

Nous retrouvons cette dichotomie (à partir du logiciel Iramuteq) dans la figure 8 ci-dessous.

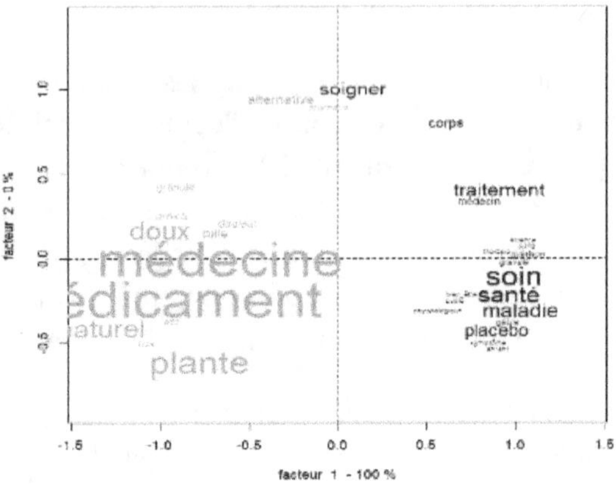

Figure 8 : AFC à 1 facteur sur les 2 populations d'Hommes et de Femmes (H : à droite, versus, F : à gauche) sur la représentation des mots liés à l'homéopathie. La taille des mots est proportionnelle au nombre de fois cité, n= 96.

La figure 8 montre une différence de perception d'homéopathie chez les hommes et les femmes. En effet, les figures 9 (Hommes) et 10 (Femmes) nous renseignent sur la représentation graphique de l'homéopathie en prenant en compte le sexe des répondants.

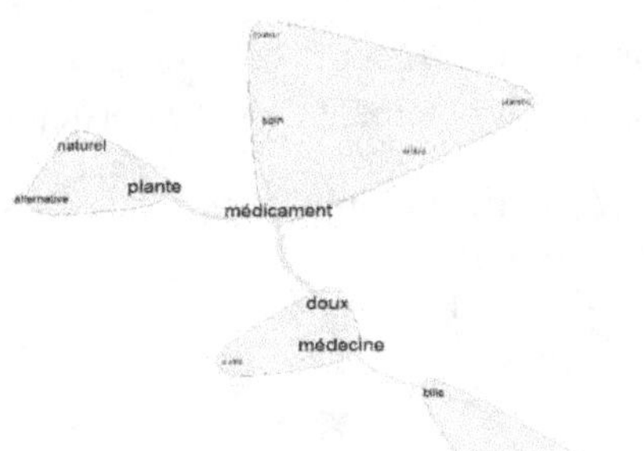

Figure 9 : Analyse de similitude basée sur les cooccurrences à l'aide du logiciel Iramuteq-Logiciel R des étudiants hommes en Staps à l'ILEPS, n= 63.

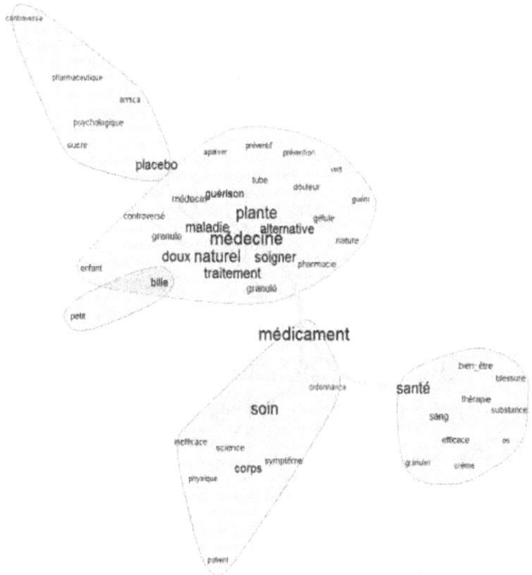

Figure 10 : Analyse de similitude basée sur les cooccurrences à l'aide du logiciel Iramuteq-Logiciel R des étudiantes femme en Staps à l'ILEPS, n= 33.

La comparaison de ces deux figures ne nous permet pas d'avancer qu'il y a deux représentations sociales différentes en fonction du genre, mais une même représentation sociale basée sur une dimension normative/évaluative commune : une médecine alternative. Les personnes interrogées, quel que soit leur genre, voient l'homéopathie comme une « médecine alternative ».

Concernant la dimension descriptive/fonctionnelle de la représentation sociale, elle semblerait se distinguer en fonction du genre avec une prédominance plus descriptive que fonctionnelle pour les femmes et inversement pour les hommes. En effet, les items cités par les hommes sont plus orientés vers ce qu'apporte l'homéopathie (soins, traitement…), alors que pour les femmes, la description de l'objet prend le dessus (médicament, naturel, plantes, billes...).

Ce résultat nécessiterait cependant d'être confirmé ou infirmé sur un groupe populationnel plus important.

C. Conclusion

Dans son questionnement des représentations sociales de l'homéopathie chez une diversité de publics étudiants, le projet HOMEOCCS cherchait à mettre en exergue leurs potentielles convergences et divergences face aux spécificités de leur formation universitaire, leur niveau d'étude ou leur genre. Notre intérêt pour les étudiants en Staps repose ici sur leur rapport particulier au corps (Biache, 2002), celui-ci étant notamment considéré comme un instrument de performance (Hidri, 2004) et conduisant parallèlement à un rapport singulier à la santé (Wallian *et al.*, 2007). La formation en Staps se distingue également par sa forte partition sexuée avec près de 75% des effectifs masculins. Nous avons ainsi déduit l'hypothèse d'un a priori favorable de ce public face à l'offre de médecines alternatives pour le soin apporté à leur corps, tout en distinguant les filles et les garçons.

Sans être totalement à part, les résultats de notre enquête font en effet ressortir certaines similitudes avec d'autres publics étudiants, mais aussi des oppositions. Tout comme les étudiants en psychologie, les étudiants interrogés en Staps considèrent l'homéopathie comme une médecine douce. La représentation sociale de l'homéopathie fait ressortir l'image d'un médicament fabriqué à partir de plantes, une médecine procurant des soins santé grâce aux granules. Il s'agit donc pour notre public d'une « médecine alternative ». Cette vision reste plutôt en phase avec l'essence même et l'objet de l'homéopathie à savoir " une médecine douce basée sur les plantes » (Traverso, 1993).

Les étudiants en STAPS se différencient cependant des étudiants en médecine quant au recours à l'homéopathie. Alors que les étudiants en médecine posent un regard critique sur l'effet placebo (Kessouar & Di Scala, 2020), nos enquêtés tendent à se détacher de cette lecture alors qu'ils ont pleinement des connaissances sur le sujet. Leur recours à l'homéopathie semble se défaire des controverses et semble davantage s'inscrire dans une logique utilitariste liée à leur rapport au corps et à la santé.

Quant aux différences de perception entre filles et garçons, bien que parfois infimes, elles s'inscrivent davantage dans le rapport différencié des hommes et des femmes face à la santé (Bajos, 2019). Les garçons insistent sur la dimension fonctionnelle de l'homéopathie alors que les filles mettent en avant la dimension descriptive qui renvoie à l'éthique du *care*, renforçant ainsi la partition genrée dont cette éthique est porteuse.

L'ensemble des résultats sont cependant à relativiser au regard de l'échantillon plutôt réduit. Par ailleurs, des entretiens auraient permis d'approfondir notre questionnement, notamment la partition sexuée à travers les notions de fonction/description qui ressortent selon le genre.

CHAPITRE IV

LE POSITIONNEMENT DU MONDE MÉDICAL

1. LES REPRÉSENTATIONS DE L'OBJET HOMÉOPATHIE CHEZ LES MÉDECINS

Sébastien Malpel[1]

[1]Laboratoire CIMEOS Dijon, Université Bourgogne Franche-Comté

Le projet Homeocss s'intéresse au débat qui anime notre société au sujet de l'homéopathie[2]. Il s'agit d'une étude sociétale visant à identifier et à comprendre le rôle des différents acteurs de cette controverse. Le contexte théorique du projet Homeocss ainsi que la démarche entreprise sur les autres objets d'étude sont présentés ailleurs (Di Scala, 2020a). L'étude présente se focalise sur le corps médical (objet d'étude n°6 du projet Homeocss) et plus particulièrement sur les médecins en tant qu'acteurs de la controverse.

L'homéopathie est au cœur d'une controverse sociétale au sujet de la santé, au même titre que la vaccination. Soutenus par une partie du corps médical, des patients et des « patients-experts », souvent organisés en associations, s'opposent au « dictat de la science » et à la puissance des lobbys pharmaceutiques, le fameux « big-pharma ». Ces patients inquiets ou déçus par la médecine conventionnelle se méfient de la vaccination et se tournent vers d'autres pratiques de soin, comme l'homéopathie, l'aromathérapie (huiles essentielles), ou encore, en lien avec une certaine spiritualité, la lithothérapie (soin grâce aux « pouvoirs » des minéraux).

L'homéopathie qui existe depuis plus de 200 ans a toujours fait l'objet de controverses parmi les médecins et les scientifiques

[2] Projet de recherche sociétale Homeocss. https://www.projet-homeocss.com/

(Ragouet, 2016) parce que c'est une pratique empirique et parce qu'elle s'oppose, par ses principes et ses revendications historiques, à la médecine conventionnelle, appelée allopathie par les homéopathes. Aujourd'hui, les associations de patients s'emparent de la controverse qui s'est déplacée : d'une controverse scientifique, elle est devenue une controverse sociétale, concernant tous les acteurs de la société.

En 2021, l'annuaire téléphonique des professionnels de santé référence près de 2000 médecins homéopathes en France métropolitaine[3]. D'après l'ordre des médecins, depuis 1984 et jusqu'en 2019, pour pouvoir afficher cette orientation d'activité, le médecin devait justifier d'au moins 300 heures de formation universitaire ou privée. Mais la prescription, même quotidienne, de l'homéopathie ne requiert pas cette formation et on estime à près de 20000 le nombre de médecins en France qui prescrivent quotidiennement de l'homéopathie[4].

Au sein du corps médical, les médecins sont des acteurs majeurs de la controverse sur l'homéopathie. Leurs positionnements, souvent radicalement opposés, sont mis en lumière par les médias (Liebens *et al.*, 2005).

En 2018, 124 médecins, certains à visage découvert, d'autre cachés derrière un pseudonyme, ont lancé une pétition contre les « médecines alternatives » ou les « FakeMed » en incluant l'homéopathie, l'acupuncture…[5], dans laquelle ils ont demandé le déremboursement de l'homéopathie par la sécurité sociale.

---

[3] Les numéros médicaux. L'Annuaire téléphonique des Professionnels de Santé. https://les-numeros-medicaux.fr

[4] *Les médecins généralistes libéraux et l'homéopathie.* Enquête réalisée entre le 4 et le 13 mars 2019 par IPSOS pour Weleda / Lehning / Boiron auprès de 302 médecins généralistes libéraux représentatifs de la population interrogée. En ligne sur le site de l'Association de Patients de la Médecine anthroposophique. https://www.apma.fr/wp-content/uploads/2019/05/IPSOS-mars2019-infographie.pdf

[5] *L'appel de 124 professionnels de la santé contre les « médecines alternatives ».* En ligne sur le site Le Figaro.fr - Santé. http://sante.lefigaro.fr/article/l-appel-de-124-professionnels-de-la-sante-contre-les-medecines-alternatives-/

Cette pétition relayée par le Figaro a ensuite ranimé avec force le débat dans la société pour ou contre l'homéopathie.

Elle a conduit, en 2019, les académies de médecine et de pharmacie à se positionner contre le remboursement de l'homéopathie, affirmant l'impossibilité d'une efficacité propre et déclarant que sa pratique n'était que le résultat « d'une connaissance insuffisante et/ou la sous-estimation de l'effet placebo avec attente » de la part des patients, voire des médecins, qui l'utilisent[6]. Ces institutions ont alors demandé expressément son déremboursement à la Haute Autorité de Santé (HAS).

De l'autre côté, nombre de médecins, accompagnés par une partie de l'opinion publique, par les laboratoires producteurs d'homéopathie, et par certaines personnalités publiques, se sont mobilisés et ont lancé un mouvement pour revendiquer le droit à la liberté de choisir son traitement : « monhomeo-monchoix »[7].

À la suite des revendications des académies de médecine et de pharmacie, la HAS s'est également positionnée en faveur du déremboursement, ce qui a conduit le gouvernement à publier deux décrets, le 31 août 2019, programmant le déremboursement total de l'homéopathie pour le 1er janvier 2021[8].

Dans le cadre de cette controverse socialement vive, nous nous interrogeons sur les raisons, les facteurs qui déterminent les médecins à se positionner en faveur ou en défaveur de

---

[6] Académie nationale de Pharmacie, Académie nationale de Médecine. (2019). *L'homéopathie en France : position de l'Académie nationale de médecine et de l'Académie nationale de pharmacie.* En ligne sur le site de l'Académie nationale de Médecine. http://www.academie-medecine.fr/lhomeopathie-en-france-position-de-lacademie-nationale-de-medecine-et-de-lacademie-nationale-de-pharmacie/

[7] *Homéopathie. Ensemble, continuons à faire ce choix.* https://www.monhomeomonchoix.fr/

[8] ***Décret n° 2019-904 du 30 août 2019 relatif à l'exclusion de préparations homéopathiques de la prise en charge par l'assurance maladie.*** JORF n°0202 du 31 août 2019. https://www.legifrance.gouv.fr/eli/decret/2019/8/30/SSAS1919805D/jo/texte

l'homéopathie. Dans la pratique quotidienne de la médecine, qu'est-ce qui fait que les acteurs d'une même profession peuvent avoir des attitudes aussi radicalement opposées vis-à-vis de l'homéopathie ? Alors que certains rejettent fortement l'homéopathie, affirmant qu'elle n'a pas à être considérée comme une pratique médicale, d'autres au contraire la pratiquent quotidiennement (1/3 des médecins généralistes libéraux en France, d'après une étude Ipsos publiée en 2019) [9] et lui font confiance.

En effet, on peut penser *a priori* que tous ces médecins ont eu une formation universitaire équivalente, et dans ce cas, il est légitime de s'interroger sur les raisons de cette différence d'attitude vis-à-vis de l'homéopathie. Si, comme le disent les médecins du collectif « FakeMed » et les académies, l'homéopathie n'a aucun fondement scientifique et aucun intérêt thérapeutique[10], comment expliquer qu'autant de médecins la pratiquent quotidiennement ? Est-ce à dire qu'un tiers des médecins français n'ont pas le niveau scientifique pour le comprendre ?

Dans cette étude, nous verrons que si une différence de formation pouvait peut-être expliquer une partie du désaccord entre les médecins pro- et anti- homéopathie, elle n'est sûrement pas le seul facteur de divergence et nos résultats indiquent plutôt des différences marquées dans la représentation de l'objet homéopathie. De plus, nous verrons que si de nombreux médecins sont convaincus par l'efficacité de l'homéopathie, sans en connaître avec certitude le mécanisme d'action, de nombreux autres, loin d'ignorer ou de sous-estimer l'importance de l'effet placebo, utilisent l'homéopathie en recherchant le bénéfice de cet effet placebo, en toute connaissance de cause.

Pour terminer, nous nous interrogerons sur la représentation de la relation médecin-patient dans l'esprit des médecins, et du rôle

---

[9] Voir, note 7 p. 61.

[10] *Collectif, Fakemed.* Association loi 1901. http://fakemedecine.blogspot.com/

du médecin dans cette relation et nous discuterons des stratégies de communication utilisées par eux au sujet de l'objet homéopathie

A. Méthodologie

A.1. Recueil de données

La plupart des médecins interrogés sont des praticiens libéraux ou hospitaliers, généralistes ou de diverses spécialités, la plupart en exercice, mais aussi parfois à la retraite.

Dans le cadre du projet Homeocss, nous avons choisi d'utiliser une approche mixte pour recueillir les propos des médecins, mêlant une approche quantitative à l'aide de questionnaires et une approche qualitative, avec des entretiens semi-directifs, utilisés pour approfondir et préciser certains des propos les plus représentatifs des questionnaires (Johnson & Onwuegbuzie, 2004).

Le détail de cette méthodologie, le questionnaire et le guide d'entretien sont présentés ailleurs (Malpel *et al.*, 2020).

A.2. Méthodologie d'analyse des données issues des questionnaires

A.2.1. Tests de corrélation

Les tests de corrélation sont utilisés pour évaluer l'association, la dépendance, entre deux variables. Ils ont été réalisés sur le site internet BiostaTGV[11], en utilisant la fonction Test de corrélation de Spearman (Armatte, 2001). Pour les questions à choix multiples, une valeur numérique a été associée à chaque réponse pour permettre les calculs du test de corrélation.

[11] Site internet développé par une équipe de Pierre Louis d'Épidémiologie et de Santé publique UMR S 1136, INSERM, Sorbonne Université. http://biostatgv.sentiweb.fr/

A.2.2. Tests de chi2 d'indépendance

En complément, lorsque c'était possible, des tests de chi2 ont été réalisés pour tester l'indépendance entre l'attitude vis-à-vis de l'homéopathie et certains facteurs. Lorsque le test de chi2 est significatif, cela indique que les deux variables ne varient pas de façon indépendante. Elles sont donc probablement liées.

A.2.3. Analyse thématique

Les réponses à la question « Pourquoi êtes-vous favorable ou défavorable à l'utilisation ou à la pratique de l'homéopathie ? » ont d'abord été classées en un maximum de catégories thématiques dans Libre Office, pour chaque groupe de médecins indépendamment (Paillé & Mucchielli, 2012). Puis des cartes conceptuelles ont été construites à l'aide du logiciel Freeplane[12].

A.2.4. Analyse de la représentation de l'homéopathie

Pour l'analyse du contenu et de la structure de la représentation de l'homéopathie (Rouquette & Rateau, 1998), nous avons utilisé certaines fonctionnalités du logiciel libre Iramuteq[13] de Pierre Ratinaud (2009) : les fonctions analyse de similitude et analyse factorielle de correspondances.

A.2.5. Analyse de similitude

En utilisant l'indice de cooccurrence, elle permet de mettre en évidence graphiquement les relations qui unissent deux à deux les items d'un corpus. Ainsi, elle permet en théorie d'aboutir à la découverte de la structure générale d'une représentation sociale, en définissant des éléments centraux (potentiellement constitutifs du noyau central de la représentation) et des éléments périphériques (Marchand & Ratinaud, 2012 ; Rouquette &

---

[12] Freeplane est un programme libre de cartes conceptuelles sous licence GNU General Public License (GPL). https://www.freeplane.org/wiki/index.php/Home

[13] *Interface de R pour les Analyses multidimensionnelles de Textes et de Questionnaires.* www.Iramuteq.org

Rateau, 1998). Ici, en l'absence d'approche complémentaire, nous ne pouvons que proposer des hypothèses sur l'appartenance des items au noyau central de la représentation.

A.2.6. Analyse factorielle de correspondances (AFC)

L'AFC appliquée à un corpus textuel permet de représenter graphiquement la distribution des formes (termes) en recherchant celles qui s'éloignent le plus d'une distribution aléatoire. Elle permet de regrouper les termes qui sont spécifiques d'un groupe donné et aide à l'identification des facteurs qui expliquent la distribution (Moliner *et al.*, 2002).

A.2.7. Analyse des entretiens semi-directifs par classification

A.2.7.1. Profil des médecins, sujets des entretiens semi-directifs

Sujet 1 : Médecin généraliste. Femme trentenaire. Favorable.

Sujet 2 : Médecin, professeur des universités, praticien hospitalier. Homme soixantenaire. Intermédiaire.

Sujet 3 : Médecin homéopathe. Femme octogénaire. Favorable.

Sujet 4 : Médecin généraliste. Femme trentenaire. Défavorable.

Sujet 5 : Dermatologue homéopathe. Femme sexagénaire. Favorable.

Sujet 6 : Praticien hospitalier. Cancérologue. Homme cinquantenaire. Favorable.

Sujet 7 : Médecin généraliste, maître de conférences des universités. Homme quarantenaire. Défavorable.

Sujet 8 : Praticien hospitalier. Neurologue. Femme trentenaire. Défavorable.

Sujet 9 : Médecin coordonnateur, chef de service hospitalier. Homme trentenaire. Intermédiaire.

Sujet 10 : Médecin généraliste. Femme quarantenaire. Défavorable.

Sujet 11 : Médecin généraliste. Homme trentenaire. Défavorable.

Sujet 12 : Praticien hospitalier. Cancérologue. Homme quarantenaire. Défavorable.

Sujet 13 : Médecin généraliste. Homme trentenaire. Défavorable.

Sujet 14 : Gastro-entérologue à la retraite. Homme octogénaire. Favorable.

Sujet 15 : Spécialiste de prévention santé, consultante et formatrice. Femme cinquantenaire. Favorable.

A.2.7.2. Étude des champs lexicaux

Après avoir isolé les extraits des entretiens dans lesquels les médecins s'exprimaient sur l'homéopathie ou sur l'effet placebo, nous avons utilisé la fonction « statistiques » du logiciel Iramuteq. Après lemmatisation, cette fonction donne dans un tableau le nombre d'occurrences des termes identifiés. Nous avons retenu pour cette analyse uniquement les « formes actives », c'est-à-dire les termes qui appartiennent à l'une des classes grammaticales suivantes : nom commun, verbe, adjectif, adverbe. Une fois ce tableau exporté dans Excel, nous avons choisi de définir les 6 champs lexicaux suivants : « scientifique », « médical », « professionnel », « courant », « opinion » et « croyance ». Enfin, nous avons placé manuellement chaque terme, avec son nombre d'occurrences, sous l'une de ces 6 étiquettes. Quand cela était nécessaire, les termes ambigus étaient recherchés dans le corpus afin de déterminer dans quel contexte et donc dans quel sens ils étaient employés.

B. Résultats

B.1. Résultats obtenus à partir des questionnaires

Un peu plus de 500 médecins de France ont répondu à notre étude. Mais sur ce total, 244 médecins sont allés jusqu'au bout du questionnaire, en répondant à toutes les questions pour lesquelles une réponse était requise. Ce sont ces 244 réponses complètes qui font l'objet de l'analyse présentée ici. Parmi ces 244 médecins, on compte 104 femmes et 140 hommes.

Pour étudier le positionnement des médecins vis-à-vis de l'homéopathie, nous nous focaliserons dans cette étude sur la question : « Êtes-vous favorable à l'utilisation et à la pratique de l'homéopathie ? »

Nous avons demandé aux sujets interrogés de répondre à cette question sur une échelle de 0 à 100, où le 100 % (tout à fait favorable) correspond à une adhésion totale et le 0 % (totalement défavorable) correspond à un rejet complet de l'homéopathie. Les sujets avaient la possibilité de choisir une valeur intermédiaire parmi les 8 paliers s'étalant de 10 en 10.

Après une première lecture globale des réponses au questionnaire, nous avons choisi de constituer trois groupes de médecins, correspondant à trois profils distincts, sur la base des réponses données à cette question précise :

Sur les 244 réponses complètes sélectionnées, 107 médecins ont affirmé être totalement défavorables à la pratique et à l'utilisation de l'homéopathie, parmi lesquelles 42 femmes et 65 hommes. Parmi ces médecins, un seul déclare avoir suivi une formation en homéopathie, 5 disent en prescrire rarement et un seul, assez souvent, malgré sa désapprobation. Ce premier groupe de médecins sera appelé dans la suite de cette étude le « groupe défavorable ».

59 médecins se disent favorables à 90 % ou à 100 %, dont 28 femmes et 31 hommes. Nous avons choisi ici de regrouper dans un « groupe favorable » les 5 médecins ayant répondu 90 % avec les 54 qui ont répondu 100 %, car leurs réponses à d'autres questions nous ont rapidement semblé similaires d'un point de

vue qualitatif. Dans ce groupe, 50 médecins déclarent avoir suivi une formation en homéopathie, parmi lesquels 37 disent avoir obtenu un diplôme qualifié en homéopathie. 3 médecins de ce groupe déclarent ne pas prescrire d'homéopathie, alors que 42 en prescrivent quotidiennement.

Nous avons choisi de regrouper tous les autres médecins, ayant donné une réponse située entre 10 % et 80 % (bornes incluses), dans un troisième grand groupe appelé le « groupe intermédiaire ». Ce dernier groupe contient 78 sujets qui semblent avoir une opinion mitigée vis-à-vis de la pratique et de l'utilisation de l'homéopathie, dont 35 femmes et 43 hommes. Parmi eux 19 déclarent avoir suivi une formation en homéopathie, 4 ayant un diplôme qualifié. 39 d'entre eux déclarent ne pas prescrire d'homéopathie alors que 7 en prescrivent quotidiennement.

Dans notre échantillon de 244 médecins, les proportions de médecins dans les différents groupes ne correspondent certainement pas aux proportions de médecins favorables ou défavorables qui existent réellement dans la population française. En effet, nous pensons que le groupe des médecins défavorables est ici surreprésenté, parce que notre questionnaire était accessible en ligne et parce que les médecins du collectif « FakeMed », très actifs sur les réseaux sociaux, l'ont largement diffusé au sein de leur communauté, en incitant leurs partisans à y répondre massivement. Nous avons appelé cet incident « l'événement tweeter ». Ce comportement hautement significatif fait l'objet d'une autre étude[14]. Quoi qu'il en soit, la représentativité de la population des médecins français n'était pas notre objectif. En effet, des données statistiques sur la pratique de l'homéopathie et sur l'adhésion des médecins sont déjà connues et nous savions que notre méthodologie concernant le recueil de données ne nous permettrait pas d'accéder à cette représentativité. Notre objectif était plutôt ici d'avoir un nombre suffisant de médecins répondants, dans chaque catégorie

[14] Sophie Demonceaux (2020, résultats non publiés)

(favorable, défavorable et intermédiaire) pour pouvoir analyser leurs représentations et comprendre les raisons de leur positionnement.

B.1.1. Corrélation avec d'autres facteurs :

Comme première approche pour chercher à mettre en évidence un possible lien entre l'attitude des médecins vis-à-vis de l'homéopathie et d'autres facteurs, nous avons testé la corrélation entre l'attitude des médecins vis-à-vis de l'homéopathie et les réponses données à la plupart des autres questions du questionnaire. Les résultats sont présentés dans le tableau 1.

	avec l'attitude vis à vis de l'homéopathe	
âge	+++	
formation à l'homéo	+++	
prescription d'homéo	+++	corrélations positives
pratique d'autres médecines complémentaires	++	
convaincu par l'efficacité	+++	
sexe		
département / région		
spécialité médicale		
communication sur l'homéo		absence de corrélation
qui s'occupe plus des soins portés aux proches		
qui s'occupait des soins pendant l'enfance		
prenait de l'homéo pendant l'enfance		
importance de l'effet placebo	--	
communication sur internet	--	corrélations négatives
changement d'opinion	--	

Tableau 1 : Tests de corrélation entre l'attitude vis-à-vis de l'homéopathie et d'autres facteurs. Tests de corrélation de Spearman ; ++ ou -- : $p < 0.01$; +++ : $p < 0.001$, $n = 244$.

Il ressort de cette première analyse, d'abord plusieurs résultats attendus, logiques sinon prévisibles : l'attitude vis-à-vis de l'homéopathie est corrélée positivement à la fréquence à laquelle les médecins en prescrivent, corrélée positivement à la conviction qu'ont les médecins qu'elle est efficace ou inefficace, également au fait qu'ils aient suivi ou non une formation à l'homéopathie.

On observe aussi un lien logique entre l'attitude vis-à-vis de l'homéopathie et la pratique d'autres médecines complémentaires. On observe aussi une corrélation positive, plus surprenante cette fois, avec l'âge des médecins et également avec le fait qu'ils ont changé d'avis sur l'homéopathie au cours de leur vie.

Ensuite, on observe une corrélation négative avec l'importance supposée de l'effet placebo dans le traitement homéopathique et avec la fréquence d'utilisation d'internet et des réseaux sociaux pour communiquer sur l'homéopathie.

Enfin, nous n'avons pas pu mettre en évidence de corrélation entre l'attitude vis-à-vis de l'homéopathie et les autres facteurs étudiés, soit le genre, le lieu d'exercice, la spécialité médicale et différents facteurs liés à la sphère privée.

Nous allons à présent observer plus en détail certains de ces résultats, qui seront complétés si possible, par des tests de chi2 d'indépendance.

B.1.2. Corrélation entre l'âge et l'attitude vis-à-vis de l'homéopathie :

On observe une forte corrélation entre l'âge des médecins et leur réponse (donnée sous forme de pourcentage) à la question « Êtes-vous favorable à l'utilisation et à la pratique de l'homéopathie ? ». Le coefficient de corrélation (r) est de 0,46 environ et la p-value (p) du test de Spearman est inférieure à $2,3 \cdot 10^{-14}$ (n = 244). Cette forte corrélation est illustrée par le calcul de l'âge moyen des médecins répondants, dans les 3 groupes définis selon leur attitude vis-à-vis de l'homéopathie (figure 1).

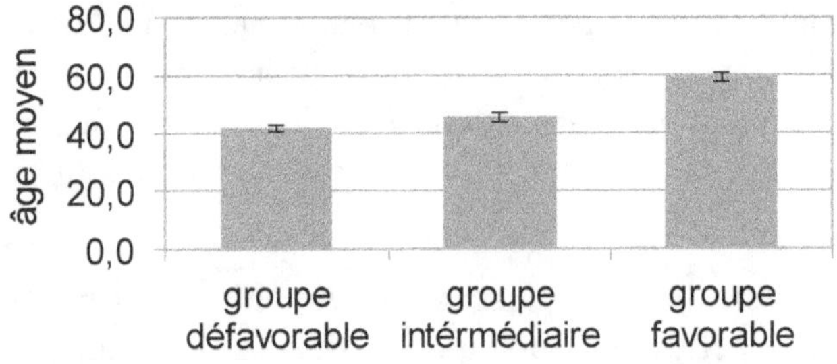

Figure 1 : Âge moyen dans les différents groupes de médecins répondants, n = 244.

L'âge moyen des médecins du groupe défavorable est d'environ 41,8 ans, alors que celui des médecins favorables est de 59,2 ans. Les médecins du groupe intermédiaire ont 45,5 ans en moyenne. Ainsi, on peut résumer ce résultat en disant que les médecins les plus jeunes sont souvent ceux qui rejettent le plus fortement l'homéopathie. Nous avons pensé que la forte participation de médecins défavorables liés au mouvement « FakeMed » risquait d'introduire un biais concernant la moyenne d'âge, ces médecins étant sûrement plus jeunes que la moyenne. Nous avons donc refait le test, sans prendre en compte le pic de connexion correspondant à « l'événement tweeter ». La corrélation reste forte et très significative ($n = 156$, $r = 0,45$, $p < 3,7 .10^{-9}$). Nous avons aussi limité l'analyse aux personnes qui déclarent ne pas communiquer sur l'homéopathie à l'aide des réseaux sociaux et là encore la corrélation reste forte et significative ($n = 149$, $r = 0,46$, $p < 3,3 .10^{-9}$).

Il y a presque 20 ans d'écart entre l'âge moyen des médecins des groupes favorable et défavorable. Même en prenant des précautions pour limiter l'impact d'un biais lié à la participation de plus jeunes médecins en grand nombre, la différence reste très significative.

Au moins deux hypothèses, non exclusives, peuvent être avancées pour expliquer cette différence d'âge :

Hypothèse 1 : Appartenant à des générations différentes, ces médecins n'auraient peut-être pas eu vraiment la même formation universitaire médicale, ce qui aurait pu les conduire à se rapprocher plus ou moins de l'homéopathie.

Hypothèse 2 : Indépendamment de la génération à laquelle ils appartiennent, c'est peut-être simplement leur âge et donc leur expérience, qui déterminent le fait qu'ils rejettent totalement l'homéopathie ou bien qu'ils l'acceptent plus ou moins.

Ces deux hypothèses, non exclusives, seront discutées plus loin, à la lumière d'autres résultats de l'étude.

B.1.3. Absence de lien entre le genre et l'attitude vis-à-vis de l'homéopathie :

Le rapport au soin est connu pour être genré, au niveau du grand public (Vidal & Salle, 2017). En particulier, les femmes, en tant que patientes, utilisent davantage d'homéopathie que les hommes (Lert *et al.*, 2014). Nous souhaitions savoir si cette différence homme / femme pouvait se retrouver au niveau du public médecin. Est-ce que, comme dans le grand public, les femmes médecins auraient davantage tendance à faire confiance à l'homéopathie ? Ici, nous avons testé si l'attitude des médecins vis-à-vis de l'homéopathie était dépendante du genre. La figure 2 montre la répartition des réponses à la question « êtes-vous favorable à l'utilisation et à la pratique de l'homéopathie ? », en fonction du genre (en pourcentage du nombre de total de répondants de chaque genre).

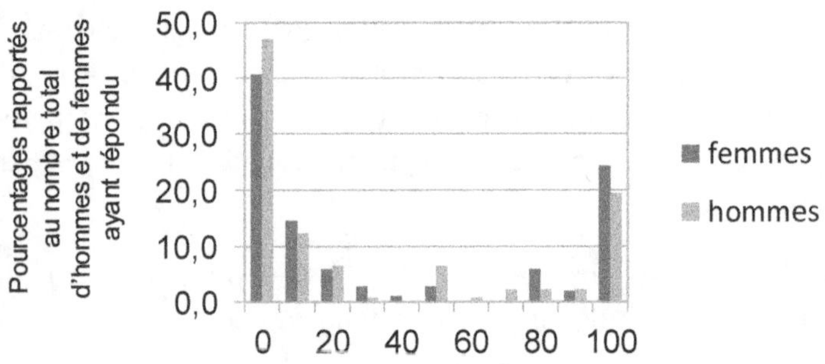

Figure 2 : Répartition des attitudes vis-à-vis de l'homéopathie en fonction du genre (0 : tout à fait défavorable à 100 : tout à fait favorable), n = 244.

On observe une distribution similaire des réponses entre hommes et femmes. De plus, le test de chi2 d'indépendance ne montre pas de différence significative dans la répartition des hommes et des femmes entre les trois groupes de médecins (favorable, défavorable et intermédiaire) ($n = 244$, $p > 0,05$). Ce résultat négatif est discuté plus loin, à la lumière d'autres études.

B.1.4. Relations entre la pratique médicale et l'attitude vis-à-vis de l'homéopathie :

Nous souhaitions savoir si les médecins qui sont favorables à l'homéopathie utilisent davantage que les autres d'autres pratiques de soin non conventionnelles. En effet, les médecins défavorables à l'homéopathie affirment souvent que cette pratique n'est pas scientifique et qu'elle ne devrait pas faire partie des pratiques médicales. Le collectif « FakeMed » dénonce d'ailleurs l'utilisation et le remboursement de toutes les pratiques de soin non conventionnelles, ce qu'ils appellent les « FakeMed » (fausses médecines).

Comme on pouvait le supposer *a priori*, beaucoup de médecins favorables à l'homéopathie déclarent utiliser également d'autres types de médecines complémentaires (72,9 % des médecins de notre groupe favorable). Au contraire, les médecins du groupe défavorable déclarent à 72 % ne pas utiliser d'autres formes de médecines complémentaires. Le groupe intermédiaire est très partagé de ce point de vue : 50 % des médecins de ce groupe affirment utiliser d'autres formes de médecines non conventionnelles.

De façon surprenante, il faut donc noter néanmoins que 28 % des médecins qui sont totalement défavorables à l'utilisation et la pratique de l'homéopathie utilisent d'autres pratiques de soin non conventionnelles, les principales étant l'hypnose, l'ostéopathie, l'acupuncture et la phytothérapie (voir figure 4). Cela, ils le justifient parfois, quand on leur demande de préciser quelle(s) médecine(s) complémentaire(s) ils utilisent, en indiquant qu'il s'agit de pratiques médicales « *validées par des études scientifiques* » ou bien « *ayant prouvé leur efficacité* », bien qu'aucune d'entre elles ne soit officiellement reconnue comme conventionnelle, en 2020, d'après le site du Ministère des

Solidarités et de la Santé[15]. Les différentes pratiques de soin non conventionnelles que les médecins déclarent utiliser sont indiquées sur la figure 4.

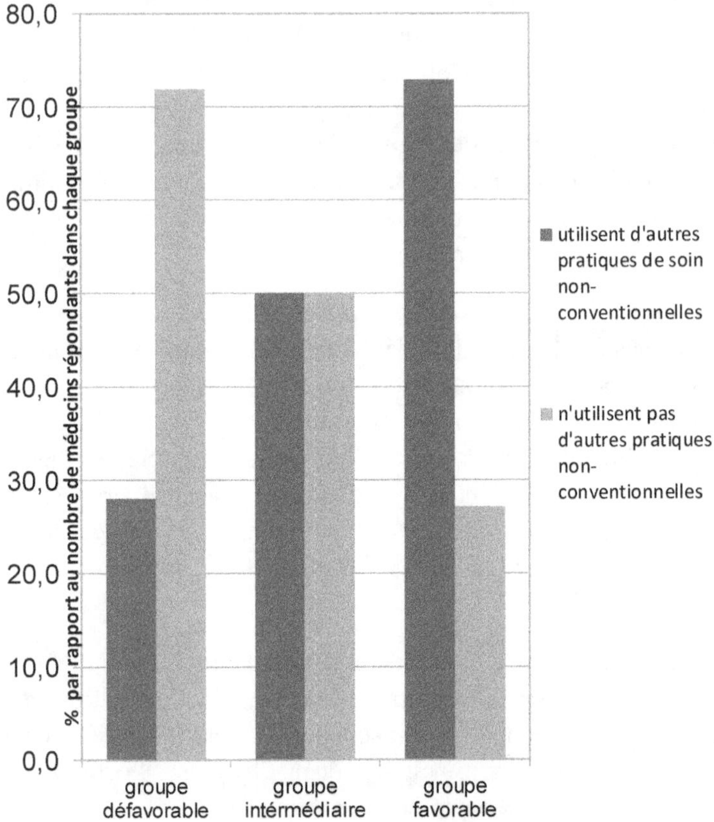

Figure 3 : Proportions de médecins utilisant d'autres pratiques de soin non conventionnelles, n = 244.

---

[15] *Les pratiques de soins non conventionnelles. Médecines complémentaires / alternatives / naturelles.* En ligne sur le site du Ministère des Solidarités et de la Santé. https://solidarites-sante.gouv.fr/soins-et-maladies/qualite-des-soins-et-pratiques/securite/article/les-pratiques-de-soins-non-conventionnelles

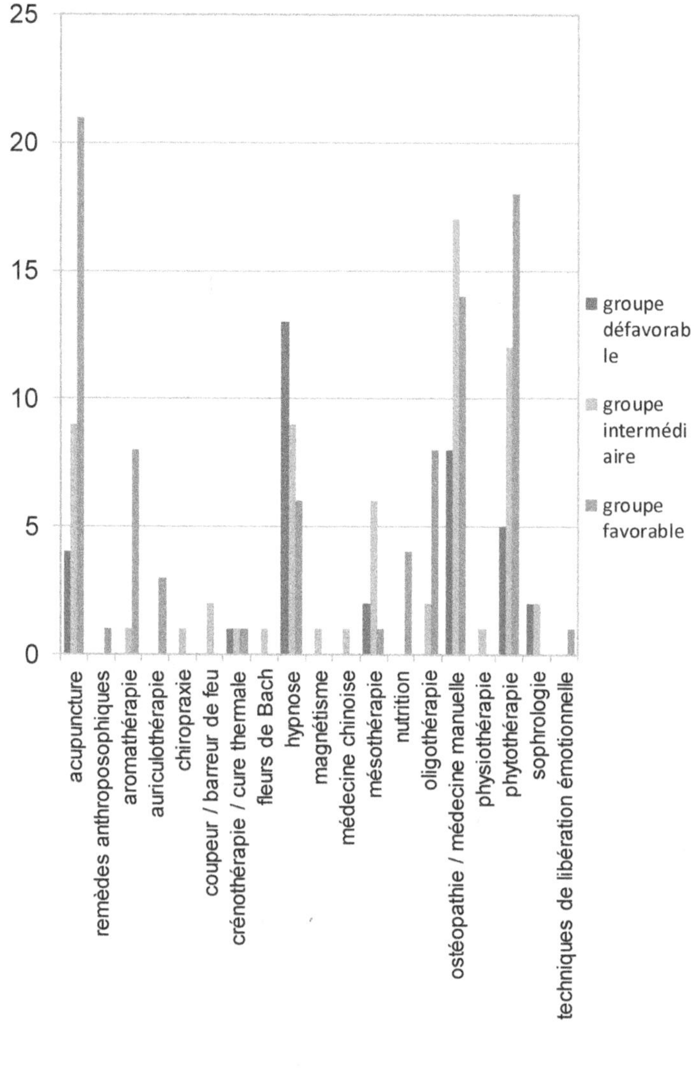

Figure 4 : Liste des pratiques de soin non conventionnelles que déclarent utiliser les médecins dans notre étude. L'axe des ordonnées indique le nombre de fois qu'une pratique a été déclarée par un médecin.

Par ailleurs, nous avons souhaité savoir si les médecins favorables à l'homéopathie sont plus nombreux dans certaines spécialités que dans d'autres. En particulier, est-ce que les médecins généralistes sont plus souvent orientés homéopathie ? En définitive, nous n'avons pas pu mettre en évidence de lien entre la spécialité et l'attitude vis-à-vis de l'homéopathie. En particulier, la fréquence des généralistes varie entre 64,2 % et 76,9 % entre les trois groupes de médecins et leur répartition dans ces trois groupes n'est pas significativement différente d'une répartition aléatoire. (test de chi2 d'indépendance : $p > 0,5$).

B.1.5. Relation entre l'attitude vis-à-vis de l'homéopathie et convictions autour de l'homéopathie

On observe une forte corrélation positive entre l'attitude des médecins vis-à-vis de l'homéopathie et leur opinion quant à son efficacité ($n = 244$, $r = 0.83$, $p < 1,4.10^{-63}$). Par ailleurs, nous avons demandé aux médecins s'ils étaient convaincus par l'importance de l'effet placebo lié à la prise d'homéopathie (avec 4 réponses possibles : oui, plutôt oui, plutôt non, non). Comme attendu, la répartition des réponses n'est pas homogène entre les 3 groupes de médecins (chi2 d'indépendance, $p < 3,7\ .10^{-8}$). Si l'on regarde plus en détail la répartition de ces réponses (figure 5), on observe que les réponses sont très similaires entre le groupe défavorable et le groupe intermédiaire, avec, dans les deux cas, une majorité de « oui » (un peu plus de 60 % des réponses) et une petite proportion de « non » et « plutôt non » (entre 4,7 % et 12,1 %). Il n'y a que le groupe favorable qui se différencie des deux autres, avec une beaucoup moins grande proportion de « oui » (16,9 %) et davantage de « non » et « plutôt non ». Ce résultat nous indique que les médecins des groupes défavorable et intermédiaire ont une vision similaire de l'importance de l'effet placebo dans l'homéopathie. La majorité d'entre eux considèrent de façon égale que l'homéopathie n'a pas d'efficacité au-delà de l'effet placebo.

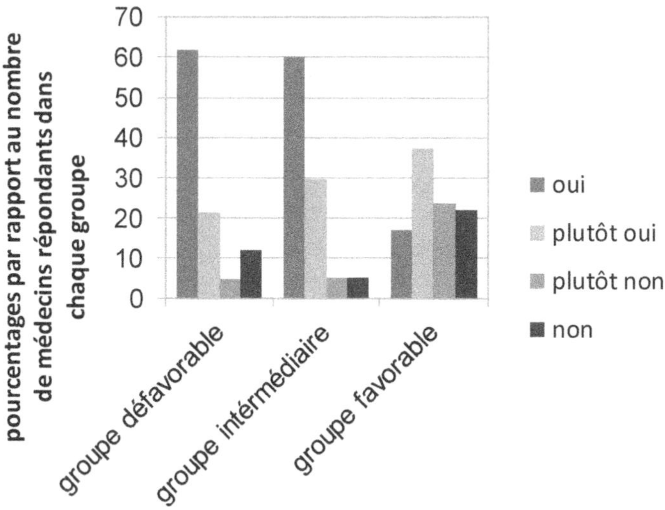

Figure 5 : Réponses à la question : « Êtes-vous convaincu par l'importance de l'effet placebo lié à la prise d'homéopathie ? », n = 244.

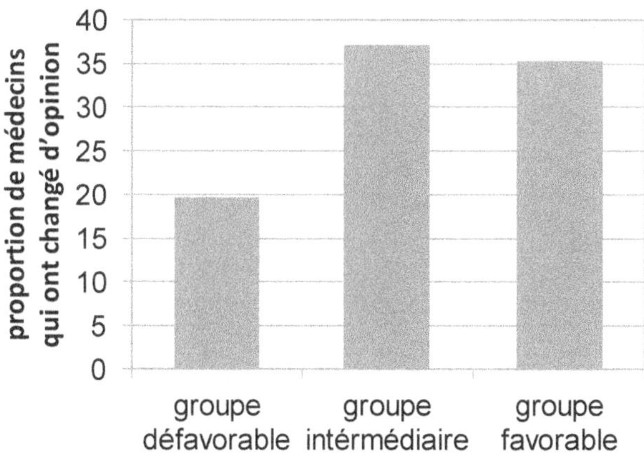

Figure 6 : Proportion de médecins qui déclarent avoir changé d'opinion à propos de l'homéopathie au cours de leur vie, n = 244.

Lorsqu'on demande ensuite aux médecins s'ils ont changé d'opinion à propos de l'homéopathie au cours de leur vie, cette fois, c'est le groupe défavorable qui se distingue des deux autres (figure 6). Dans ce groupe, moins de médecins déclarent avoir changé d'avis à propos de l'homéopathie (19,6 % contre un peu plus de 35 % dans les deux autres groupes, chi2 d'indépendance, $n = 244$, $p < 0.01$).

Si l'on met en relation ce résultat avec l'âge des médecins, on remarque que ce sont les plus jeunes médecins qui ont le moins changé d'avis au sujet de l'homéopathie. C'est peut-être parce qu'ils sont plus jeunes, qu'ils n'aient pas eu le temps, ou suffisamment d'expérience, pour changer d'opinion. Peut-être certains d'entre eux changeront-ils d'avis sur l'homéopathie plus tard dans leur vie ?

B.1.6. Relation entre l'attitude vis-à-vis de l'homéopathie et la tendance à communiquer sur ce sujet

Nous souhaitions savoir si les médecins, suivant qu'ils sont plus ou moins favorables à l'homéopathie, communiquent fréquemment sur l'homéopathie et si oui, dans quel contexte : dans la sphère professionnelle ou dans la sphère privée ?

Bien que les médecins du groupe intermédiaire semblent communiquer légèrement moins que les deux autres groupes au sujet de l'homéopathie, nous n'avons pas pu mettre en évidence de différence significative sur ce point (chi2 d'indépendance, $n = 244$, $p > 0,05$).

En revanche, lorsqu'on demande aux médecins s'il leur arrive de débattre ou de discuter sur internet ou les réseaux sociaux au sujet de l'homéopathie, alors, on observe une importante différence entre les trois groupes (figure 7). Les médecins du groupe défavorable sont environ 59 % à déclarer qu'ils utilisent internet ou les réseaux sociaux pour communiquer sur l'homéopathie. Et c'est bien sûr particulièrement le cas des nombreux médecins du groupe « FakeMed », qui ont largement participé à notre étude et qui l'ont relayée sur leurs réseaux. Au contraire, dans le groupe des médecins favorables, seulement 17 % ont déclaré communiquer au sujet de l'homéopathie sur internet ou les réseaux sociaux.

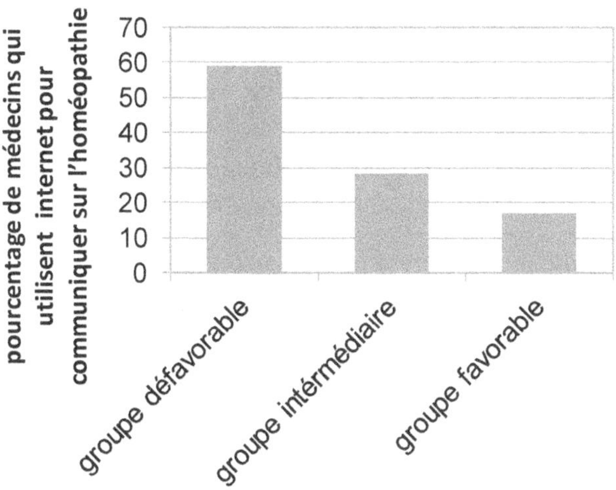

Figure 7 : Proportion de médecins qui déclarent utiliser internet pour communiquer au sujet de l'homéopathie, n = 244.

De plus, lorsqu'on a demandé aux médecins avec qui et dans quelles circonstances il leur arrive de communiquer/échanger au sujet de l'homéopathie, la plupart des réponses étaient avec les patients, les collègues et les proches (famille ou autres). Mais de façon notable, dans le groupe défavorable, 16, ont mentionné spontanément internet ou les réseaux sociaux, contre seulement 4 dans le groupe intermédiaire et aucun dans le groupe favorable. Au contraire, 20 médecins du groupe favorable ont mentionné les termes de congrès, colloques ou réunion, contre 4 dans le groupe intermédiaire et aucun dans le groupe défavorable.

Ce résultat indique donc que les médecins des différents groupes ont tendance à communiquer sur l'homéopathie de façon différente, grâce à des médias différents. Nous discuterons plus loin des implications de ce résultat.

B.1.7. Raisons du positionnement des médecins vis-à-vis de l'homéopathie

Afin de comprendre les raisons du positionnement des médecins de nos différents groupes, et afin de tenter d'accéder à leurs représentations de l'homéopathie, nous avons choisi de faire une analyse thématique, qualitative, de leurs réponses à la question : « Pourquoi êtes-vous favorable/défavorable à l'utilisation et à la pratique de l'homéopathie ? ».

Pour être plus précis, dans le questionnaire, juste après la question « Êtes-vous favorable à la pratique et à l'utilisation de l'homéopathie ? », nous avons posé la question ouverte : « Pourquoi ? », afin de recueillir les raisons de ce positionnement. Nous avons identifié différents thèmes qui permettent de regrouper les réponses. Après avoir classé les réponses de façon thématique, nous les avons organisées de façon à produire des cartes conceptuelles (Figures, 8, 9 et 10).

Pour le groupe défavorable (figure 8), une grande partie des réponses (108) se rapportent aux problèmes, aux difficultés qui sont liées, d'après ces médecins, à l'utilisation de l'homéopathie, avec en premier lieu « l'absence d'efficacité ». Viennent ensuite des réponses en lien avec le fait que l'homéopathie constitue, pour eux, une forme de « mensonge » de la part des médecins, et/ou de « croyance » de la part des patients. Et puis, ces médecins mettent en avant le fait que d'après eux l'homéopathie contribue à « la surmédication », c'est-à-dire le fait de faire une prescription, lorsque ce n'est pas nécessaire. Ils voient aussi dans l'homéopathie un risque pour le patient lié au « retard de prise en charge ».

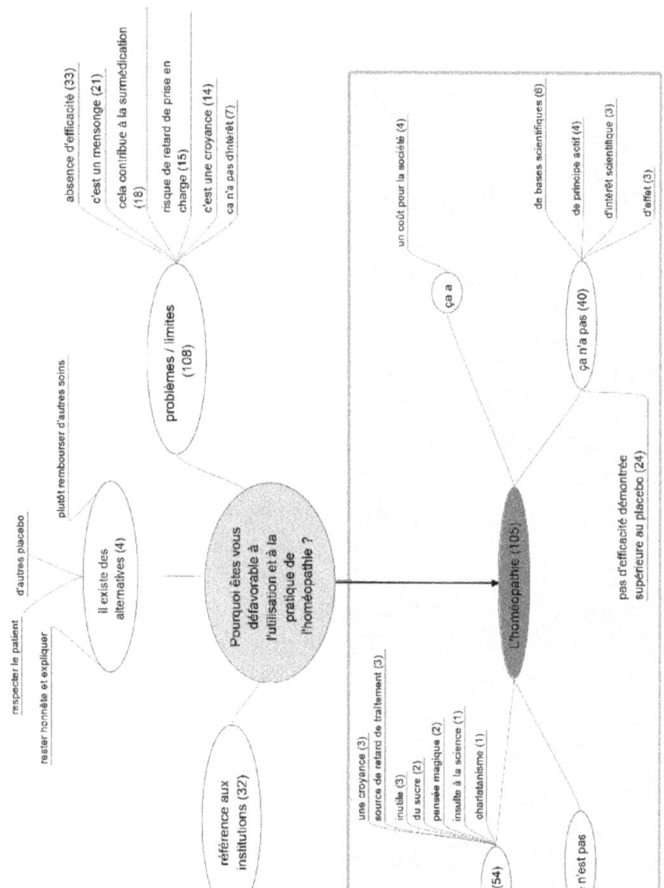

Figure 8 : Carte conceptuelle représentant les raisons pour lesquelles les médecins du groupe défavorable sont défavorables à l'homéopathie. Les données encadrées seront utilisées pour l'analyse de similitude, n = 88.

Ensuite, une partie des réponses (32) se réfèrent aux institutions : la Science (par exemple : « *traitement non éprouvé par la science* », « *basée sur aucune science* »), la médecine, ou la déontologie (par exemple : « *Article 39 du code de déontologie* », « *contraire au code de déontologie* »). Quelques rares réponses préconisent des alternatives à l'homéopathie, parfois probablement avec une certaine ironie : « *respecter le patient* », « *rester honnête et expliquer* ».

Enfin, un grand nombre de réponses correspondent à des éléments de définition de l'homéopathie (105). Ce sont ces réponses-ci, classées ici en 4 sous-catégories (« c'est », « ce n'est pas », « ça a », « ça n'a pas ») que nous avons utilisées dans la suite de l'étude pour tenter d'appréhender le contenu et la structure de la représentation de l'objet homéopathie chez les médecins.

Pour le groupe intermédiaire (figure 9), un nombre beaucoup plus restreint de réponses se rapportent aux problèmes et aux limites liés à la pratique de l'homéopathie (14). Dans cette catégorie, on retrouve entre autres, mais en moins grand nombre, le problème de la « *surmédication* ». Une nouvelle catégorie de réponses apparaît par rapport au groupe défavorable. Il s'agit de réponses se rapportant à l'utilité de l'homéopathie (44). Ici, on retrouve plusieurs situations dans lesquelles l'homéopathie est particulièrement utile d'après ces médecins, comme par exemple : « *pour éviter un traitement lourd* », « *pour les femmes enceintes* », et puis, il y a l'effet placebo, qui est très souvent considéré comme quelque chose d'utile dans ce groupe de médecins : « *L'effet placebo peut être intéressant* », « *utilité du côté placebo qui peut servir chez certains patients* ». On retrouve encore quelques réponses en rapport avec les institutions et très peu correspondantes à des alternatives. Enfin, on retrouve une grande catégorie d'éléments de définition de l'homéopathie (95), utile pour analyser la représentation de l'homéopathie de ce groupe de médecins. Ici, dans la sous-catégorie « c'est », on notera qu'une partie des réponses (29) correspond à des points positifs concernant l'homéopathie, alors que l'autre partie (10) met en avant des aspects négatifs.

Pour le groupe favorable (figure 10), enfin, on retrouve une catégorie de réponses se référant aux limites de l'homéopathie, mais qui sont ici très peu nombreuses (7) et des réponses, plus nombreuses cette fois, en rapport avec l'utilité de l'homéopathie (55), par exemple : « pour les enfants », « pour guérir », « pour soulager ». Ensuite, on trouve dans ce groupe de nouvelles catégories de réponses, absentes des réponses des autres groupes. En particulier, des références à l'expérience professionnelle (11) : « avec une pratique quotidienne, depuis plus de 30 ans », « j'en ai constaté les effets bénéfiques sur toute ma clientèle depuis 37 ans », quelques références à la médecine en général (3) et surtout un assez grand nombre de références à la médecine conventionnelle (21). Cette dernière catégorie contient des réponses qui comparent l'homéopathie avec la médecine conventionnelle (qu'ils désignent généralement par le terme « allopathie ») : par exemple : « souvent plus rapide que l'allopathie », ou bien parfois elles dénoncent les limites de la médecine conventionnelle, pour justifier l'emploi de l'homéopathie : « moins d'iatrogénie ». Enfin, on retrouve de nombreuses réponses qui caractérisent l'homéopathie dans l'esprit des médecins favorables (98).

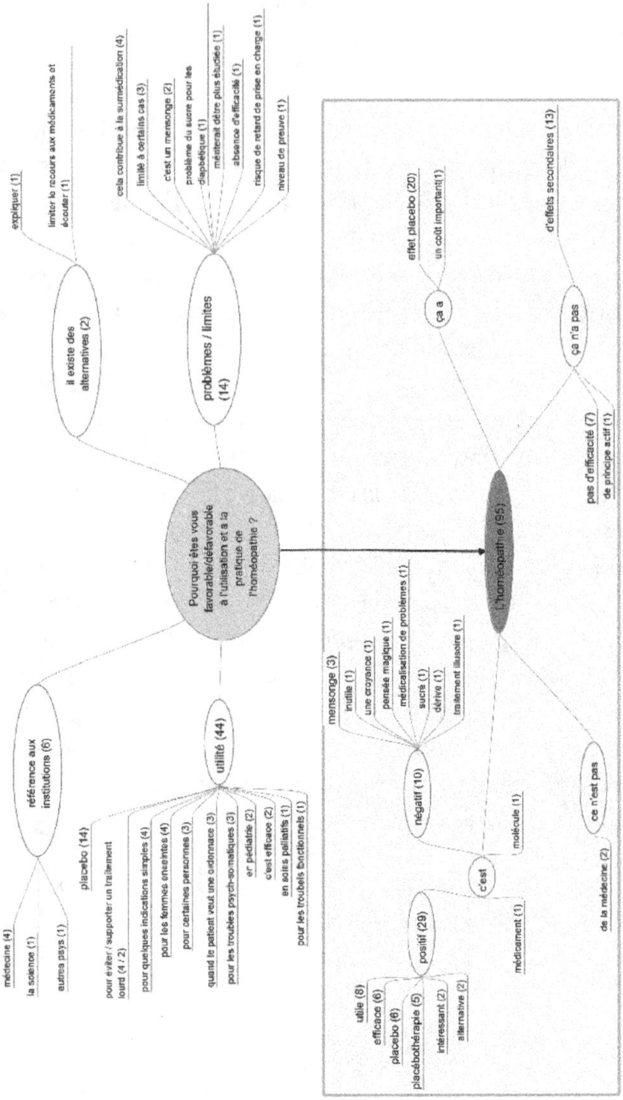

Figure 9 : Carte conceptuelle représentant les raisons pour lesquelles les médecins du groupe intermédiaire sont plutôt favorables ou plutôt défavorables à l'homéopathie. Les données encadrées seront utilisées pour l'analyse de similitude, n = 72.

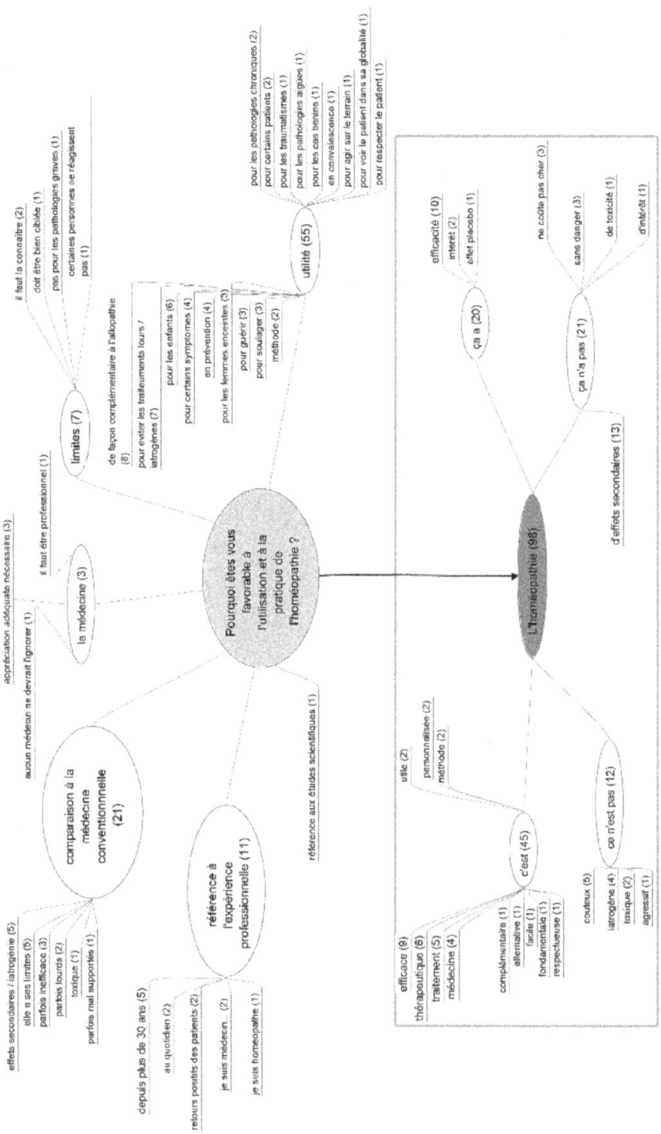

Figure 10 : Carte conceptuelle représentant les raisons pour lesquelles les médecins du groupe favorable sont favorables à l'homéopathie. Les données encadrées seront utilisées pour l'analyse de similitude, n = 56.

B.1.8. Analyse du contenu et de la structure de la représentation de l'homéopathie

Pour étudier le contenu et l'organisation de la représentation de l'objet « homéopathie » chez les médecins, à partir de l'analyse thématique, pour chaque groupe, nous avons compilé toutes les réponses à la question « Pourquoi (êtes-vous favorable / défavorable à l'utilisation et à la pratique de l'homéopathie) » qui se rapportent directement à l'objet homéopathie (réponses du type « c'est », « ce n'est pas » « cela a », « cela n'a pas » encadrées sur les figures 8, 9 et 10) puis nous en avons supprimé le terme « homéopathie » et finalement nous avons utilisé le programme Iramuteq pour réaliser une analyse de similitude sur ces données.

Pour le groupe des médecins défavorables (Fig. 11), l'efficacité ou plutôt l'absence d'efficacité, semble au cœur de leurs préoccupations. Fortement associés à l'item « *efficacité* », on trouve d'abord le déterminant indéfini « *aucune* », puis les termes « *preuve* » et « *scientifique* ». En effet, la principale raison du rejet de l'homéopathie semble être une absence de preuve scientifique de son efficacité. Autour de ce thème, on trouve également les termes « *prouver* » et « *démontrer* ». L'« *effet placebo* » apparaît également comme un élément central du discours de ces médecins et 11 fois, le programme a trouvé un lien direct entre cette notion et le terme « *efficacité* », évoquant le fait que, pour beaucoup, l'efficacité de l'homéopathie se limite à son effet placebo.

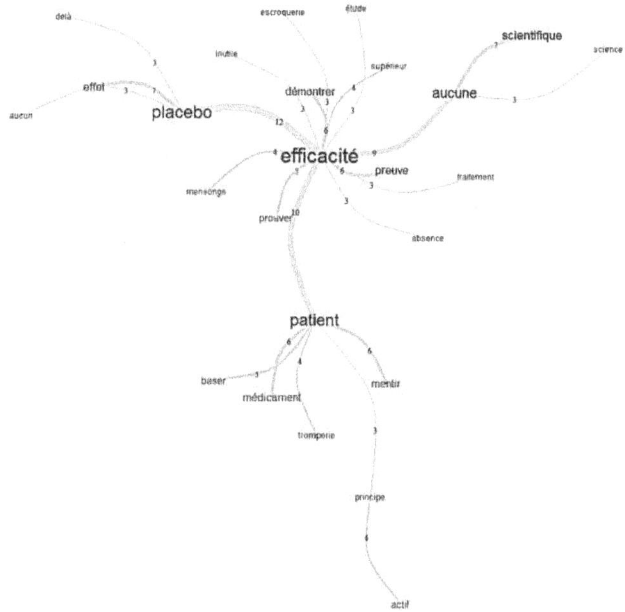

Figure 11 : Graphique de l'analyse de similitude illustrant le contenu et la structure de la représentation de l'homéopathie chez les médecins du groupe défavorable. La taille du texte est proportionnelle à la fréquence du terme dans le texte. Les chiffres sur les arrêtes indiquent le nombre de cooccurrences des deux termes reliés, n= 77.

Ces notions constituent probablement une partie essentielle de la dimension normative du noyau central de la représentation de l'homéopathie de ce groupe de médecin (Moliner *et al.* 2002 ; Rouquette & Rateau, 1998). En effet, à travers ces jugements portés sur l'homéopathie, ces médecins se réfèrent à une instance supérieure, une norme : la science. En tant que médecins et en tant que scientifiques, ils considèrent qu'ils se doivent d'utiliser et de faire confiance uniquement à la science et aux remèdes « *validés* » par la science. Ainsi toutes les références aux institutions, au code de déontologie (voire plus haut) sont directement liées à cette dimension normative. De même l'utilisation du « on », des formes impersonnelles ou passives, sont le reflet de la volonté de soumission à l'autorité, à la norme : « *on utilise seulement ce pour quoi on a des résultats probants...* », « *cela n'a pas à être encouragé ni pratiqué* ». Quant à la dimension fonctionnelle de la représentation de l'homéopathie, elle semble quasi absente du discours des médecins du groupe défavorable. Cela peut s'expliquer par le fait que pour eux, l'homéopathie n'a pas d'intérêt, aucune utilité. On le retrouve à travers certaines réponses : « *ne sert à rien* », « *pas d'intérêt ni scientifique ni thérapeutique* », « *pas d'intérêt démontré* ». On retrouve cette idée aussi quand on pose la question aux médecins des avantages de cette thérapeutique. La réponse la plus fréquente à cette question dans ce groupe est tout simplement : « *aucun* ».

C'est l'« *effet placebo* » qui est l'élément central des réponses du groupe intermédiaire (Fig. 12). Parmi les termes auxquels on le trouve le plus souvent associé, on a « *utile* », « *utilisation* », « *utiliser* », « *médicament* » et « *thérapie* ». Cette terminologie indique que, dans l'esprit des médecins de ce groupe, l'homéopathie est un outil dont la principale propriété (sinon l'unique) est l'effet placebo et que ces médecins ont tendance à considérer que c'est quelque chose d'utile d'un point de vue thérapeutique. Certains médecins assimilent l'homéopathie à une « *placebothérapie* ».

Ce groupe intermédiaire est par définition le plus hétérogène, car il intègre aussi bien des médecins qui rejettent assez fortement (mais pas complètement) l'homéopathie (32 médecins sur les 78 du groupe intermédiaire ont répondu 10 % à la question « Êtes-vous favorable à l'utilisation et à la pratique de l'homéopathie ? »), des médecins qui l'acceptent bien (9 ont répondu 80 %) et des médecins avec une position intermédiaire (notamment 12 médecins ont répondu 50 %). Néanmoins on retrouve de façon assez transversale l'utilité de l'effet placebo dans ce groupe. En particulier, beaucoup de médecins qui déclarent être favorables à l'homéopathie à seulement 10 % semblent lui trouver comme seul intérêt cet effet placebo, certains affirmant même qu'il leur arrive d'en prescrire dans cette optique : « *Je l'utilise que pour son effet placebo en connaissance de cause par exemple troubles mineurs du sommeil ou anxiété passagère pour éviter d'introduire un traitement à risque de dépendance comme les benzodiazépines* ».

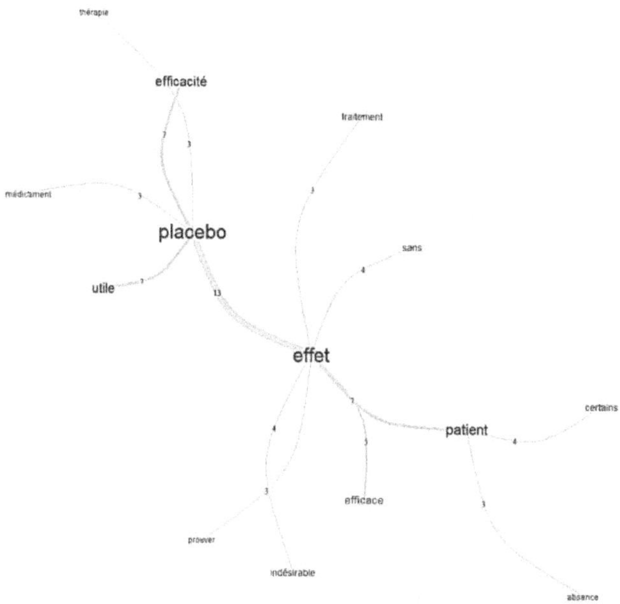

Figure 12 : Graphique de l'analyse de similitude illustrant le contenu et la structure de la représentation de l'homéopathie chez les médecins du groupe intermédiaire. La taille du texte est proportionnelle à la fréquence du terme dans le texte. Les chiffres sur les arrêtes indiquent le nombre de cooccurrences des deux termes reliés, n= 58.

Ces réponses qui constituent certainement le noyau central de la représentation de l'homéopathie chez les médecins du groupe intermédiaire font partie en fait de sa dimension fonctionnelle (Moliner *et al.* 2002 ; Rouquette & Rateau, 1998). En effet c'est l'utilité de l'homéopathie, en tant que placebo, qui est mise en avant par ces médecins. Ça ne veut pas dire que la dimension normative n'existe pas dans leur représentation. Au contraire, on peut penser qu'elle est similaire à celle des médecins défavorables, mais chez eux, elle n'occupe pas une place aussi centrale. Ici, les références à la norme sont secondaires, et c'est vraiment l'aspect utilitaire, donc fonctionnel, qui est privilégié.

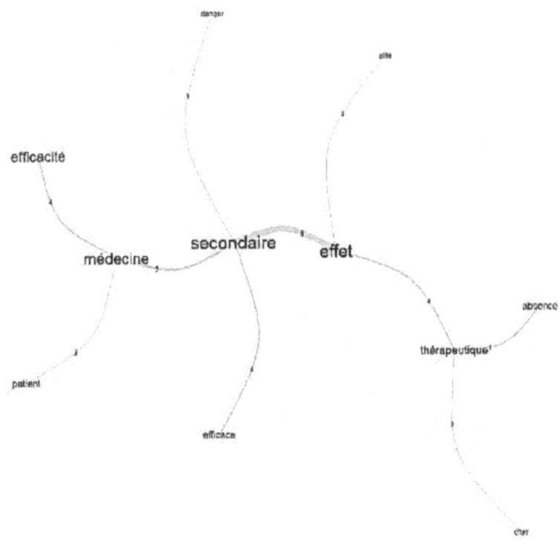

Figure 13 : Graphique de l'analyse de similitude illustrant le contenu et la structure de la représentation de l'homéopathie chez les médecins du groupe favorable. La taille du texte est proportionnelle à la fréquence du terme dans le texte. Les chiffres sur les arrêtes indiquent le nombre de cooccurrences des deux termes reliés, n= 50.

Dans le groupe des médecins favorables, c'est l'absence d'« *effets secondaires* » qui se trouve au centre du discours (Fig. 13). C'est donc à nouveau la dimension fonctionnelle de la représentation de l'homéopathie qui est mise en avant chez ces médecins. En lien avec cet élément, on trouve les termes « *médecine* » et « *thérapeutique* ». En fait, seuls les médecins favorables utilisent cette terminologie pour parler de l'homéopathie, alors que les autres médecins l'utilisent exclusivement pour désigner la médecine conventionnelle. Il s'agit là d'éléments en lien avec la dimension normative de la représentation de l'homéopathie. La plupart des médecins favorables considèrent en effet l'homéopathie comme une discipline médicale à part entière, et qui devrait être reconnue en tant que telle. Pour ce groupe de médecins, l'item « *efficacité* » est périphérique. Lui aussi doit être sans doute considéré comme un élément de la dimension normative de la représentation de l'homéopathie des médecins favorables. En effet, on peut penser que l'efficacité de l'homéopathie, aux yeux de ces médecins, n'est pas juste un élément déterminant l'utilité de l'homéopathie, mais sans doute le moyen de justifier son utilisation dans la pratique médicale, selon les normes académiques. Le vocabulaire utilisé autour de la notion d'efficacité montre la référence à la norme : « *Efficace. Une médecine qui a fait ses preuves depuis longtemps* », « *efficacité clinique certaine* ».

Nous avons ensuite réalisé une analyse factorielle de correspondances (AFC), toujours grâce au logiciel Iramuteq, sur l'ensemble de ces données (Fig. 14). Cette analyse permet d'abord de retrouver une nette séparation entre les discours de nos 3 groupes de médecins. Elle met également en évidence certains termes qui non seulement sont fréquents dans un groupe donné, mais qui en plus sont particulièrement surreprésentés dans un groupe par rapport aux autres. En d'autres termes, l'AFC met en évidence les termes qui sont caractéristiques d'un groupe donné. Par exemple, « preuve » et « scientifique » caractérisent le groupe défavorable. Au contraire « médecine » et « thérapeutique » sont propres au groupe favorable. Enfin « placebo » et surtout « utile » sont caractéristiques du groupe intermédiaire. L'AFC permet donc de retrouver les éléments centraux des représentations déduits des analyses de similitudes réalisées séparément sur les trois groupes et permet d'aboutir à une interprétation similaire.

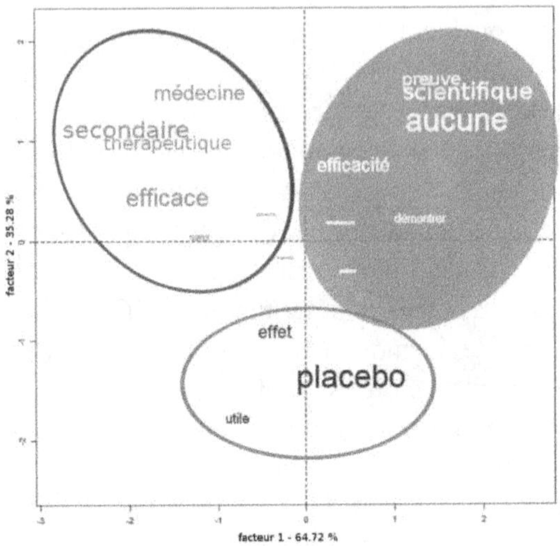

Figure 14 : Représentation graphique de l'AFC obtenue grâce au logiciel Iramuteq à partir des données correspondant à l'homéopathie « c'est, ce n'est pas, ça a, ça n'a pas ». On retrouve la plupart des éléments centraux des représentations des médecins du groupe favorable écrits en gris sur fond blanc, du groupe intermédiaire, écrits en noir sur fond blanc et du groupe défavorable écrits en blanc sur fond gris. La taille du texte est proportionnelle au Chi2 de l'AFC.

Enfin, l'AFC distribue les données graphiquement grâce à deux facteurs qu'il convient d'analyser et de tenter d'identifier (Moliner *et al.* 2002). Dans cette AFC, le facteur 1 explique près de 65 % de la variabilité observée parmi les réponses de tous les médecins. Ce premier facteur différencie principalement les réponses données par les médecins du groupe favorable à celles des autres médecins. Ce qui différencie les médecins favorables des autres médecins, c'est la question de l'existence d'une efficacité propre de l'homéopathie. D'un côté, les médecins favorables, en se reposant sur leur formation et surtout sur leur expérience de praticiens, affirment l'efficacité propre de l'homéopathie. De l'autre côté, les autres médecins, en se basant sur des études scientifiques, ou bien très souvent sur une absence d'études scientifiques, affirment l'absence d'efficacité propre de l'homéopathie. C'est donc une différence de connaissance, d'information qui distingue principalement le groupe favorable des deux autres groupes et qui correspond au facteur 1. Le facteur 2 explique un peu plus de 35 % de la variabilité des réponses des médecins. Il sépare cette fois-ci le groupe intermédiaire des deux autres groupes de médecins. Il est difficile d'imaginer qu'un quelconque élément puisse rejoindre les groupes de médecins favorables et défavorables, qui semblent diamétralement opposés. Pourtant, l'AFC indique bien qu'il existe un facteur qui différencie le groupe intermédiaire des deux autres groupes, qui doivent donc se rejoindre au moins partiellement, sur ce point. Nous pensons que ce qui distingue principalement le groupe intermédiaire des deux autres groupes concerne davantage l'effet placebo que l'homéopathie. En effet, il semble que les médecins du groupe intermédiaire, à travers leur opinion relativement favorable concernant l'homéopathie, ont en fait une opinion favorable au sujet de l'effet placebo. Et c'est cela qui les distingue des deux autres groupes. Car l'effet placebo, pour des raisons différentes, est déconsidéré par les médecins favorables et défavorables. Le groupe favorable attache peu d'importance à l'effet placebo (sans le nier), car il se focalise davantage sur l'efficacité propre de l'homéopathie, alors que le groupe défavorable estime qu'utiliser l'effet placebo dans ces conditions est une tromperie ou n'est pas éthique vis-à-vis du patient et n'a pas d'intérêt. Le facteur 2 correspondrait donc à une différence de valeur, non pas vis-à-vis de l'homéopathie, mais plus précisément vis-à-vis de l'effet placebo. Ce n'est sans doute pas au niveau de l'information que se situe cette différence-ci, car nous n'avons pas pu observer de différences importantes dans la définition même de l'effet placebo dans le discours de tous les médecins (Bouillé & Malpel, dans cet ouvrage). C'est donc plutôt une différence de valeur concernant l'effet placebo qui distingue les médecins du groupe intermédiaire des autres médecins.

B.2. Analyse des entretiens semi-directifs

Parmi les 15 médecins interviewés, 6 correspondent au groupe favorable établi à partir des questionnaires (4 femmes et 2 hommes), 7 correspondent au groupe défavorable (3 femmes et 4 hommes) et 2 ont des positions intermédiaires (2 hommes). Étant donné leur faible représentativité du groupe intermédiaire, ces deux derniers sujets ont été exclus de l'analyse.

À travers l'analyse des entretiens semi-directifs, nous avons recherché des éléments de réponses à 2 questions fondamentales :

Premièrement, grâce à une analyse lexicale et en étudiant de façon approfondie le discours des médecins, au sujet de l'homéopathie et de l'effet placebo, nous avons cherché à savoir si leur conviction concernant l'homéopathie reposait principalement, selon leurs dires, sur des certitudes voire des preuves scientifiques, ou sur un pragmatisme lié à la pratique médicale, donc à leur expérience professionnelle en général, ou encore sur des opinions voire enfin sur des croyances. Dans la suite de cette étude, l'analyse porte uniquement sur les entretiens accordés par les médecins favorables et défavorables.

Nous avons donc recherché tous les termes qui pouvaient être en lien avec ces 4 types de discours (scientifique, médical/professionnel, opinion, croyance), dans les réponses aux questions qui portaient sur l'homéopathie et l'effet placebo. Et nous avons cherché à mettre en évidence des différences quantitatives et qualitatives dans l'emploi de ce vocabulaire, chez des médecins favorables et des médecins défavorables.

Deuxièmement, en lien avec les différences d'âge observées entre les médecins des 3 groupes, nous avons essayé de mettre en évidence, d'une part, des éléments qui indiqueraient que les études médicales ont changé au fil des décennies, tendant à devenir plus scientifiques (Hypothèse 1, voir plus haut) ou bien d'autre part, si des événements liés à la vie professionnelle ou la vie personnelle (donc à l'expérience) des personnes interrogées auraient pu tendre à les faire changer d'opinion vis-à-vis de l'homéopathie (Hypothèse 2, voir plus haut).

B.2.1. Analyse lexicale des entretiens et interprétation

La figure 15 montre, sous forme de diagrammes circulaires, les proportions des termes employés par les sujets interviewés, dans les 4 champs lexicaux définis plus haut, auxquels s'ajoute une cinquième classe contenant tous les autres termes du vocabulaire courant sans distinctions. Les résultats sont résumés dans le tableau 2.

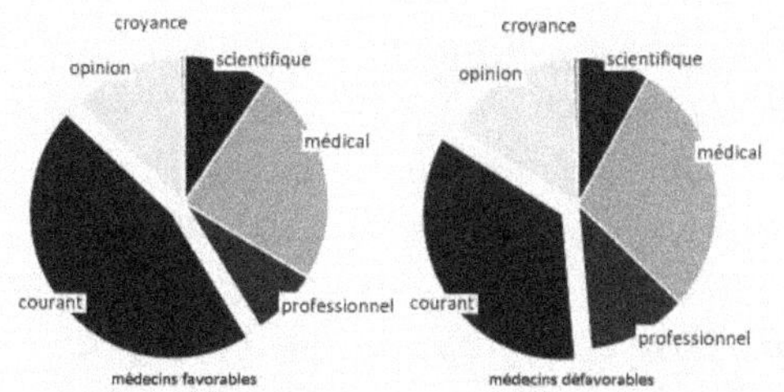

Figure 15 : Représentation graphique de l'analyse lexicale du discours des médecins, produit lors des entretiens semi-directifs au sujet de l'homéopathie et de l'effet placebo. (Médecins favorables : n = 6, médecins défavorables : n = 7).

	Champ lexical				
	scientifique	médical/ professionnel	courant	opinion	croyance
groupe favorable	226 (9.6 %)	743 (31.6 %)	1069 (45.5 %)	301 (12.8 %)	12 (0.5 %)
groupe défavorable	190 (8.4 %)	908 (40.1 %)	794 (35.1 %)	357 (15.8 %)	15 (0.7 %)

Tableau 2 : Nombre de termes identifiés dans les entretiens semi-directifs, appartenant aux différents champs lexicaux. Les pourcentages indiqués entre parenthèses sont représentés graphiquement dans la figure 15.

L'emploi du vocabulaire scientifique est assez rare, pour les deux groupes de sujets interviewés. Cela peut s'expliquer probablement en partie par le fait que ces médecins pouvaient souhaiter avoir un discours simplifié, dans un objectif de clarté et de pédagogie. Une autre raison pourrait être une connaissance limitée des arguments scientifiques en faveur ou en défaveur de l'homéopathie. Baudoin Jurdant notait en 2009 que « La science tient fort peu de place dans leurs préoccupations » (Jurdant, 2009). Le peu de vocabulaire scientifique employé par les médecins défavorables à ce sujet est employé souvent dans des formulations négatives pour indiquer *une absence de preuves*. Par exemple, le sujet 7, défavorable, affirme : « *ce n'est pas quelque chose qui a fait preuve de son efficacité* », de même le sujet 10 : « *Il n'y a pas de preuves de l'efficacité scientifique de ces produits pharmacologiques* » et plus loin : *« pas de preuve scientifique »*. Le sujet 10, bien que défavorable, reconnaît même ouvertement : *« Ben il n'y a pas vraiment d'études scientifiques, donc il n'y a pas de preuves dans un sens ou dans un autre.* » Le sujet 12 parle de « *pratiques non scientifiques (...) pratiques non évaluées et non évaluables* ». Et le sujet 13 concède : *« Non, il n'est pas scientifiquement démontré qu'on peut l'exclure* (une efficacité technique de l'homéopathie). *Par contre, il n'y a, à ma connaissance, pas d'étude qui a montré ... qui a apporté la preuve de l'efficacité. Voilà c'est plus comme ça que je le formulerais.* »

De même, comme l'effet placebo est encore assez peu connu du point de vue neuronal et physiologique, il est sans doute difficile de tenir un véritable discours scientifique à son sujet (Autret, 2013 ; Matthiesen *et al.,* 2019).

Comme dans de nombreuses réponses aux questionnaires, le sujet 12 fait très souvent référence à la norme. Le vocabulaire scientifique n'est pas utilisé ici pour parler de recherche scientifique, mais pour encadrer l'activité professionnelle dans un système normatif : « *J'applique des recommandations qui ont été évaluées et qui sont remises en cause régulièrement* (…) *Je pense que les médecins devraient suivre les recommandations de prise en charge des patients basée sur une médecine basée sur des preuves. Il y a énormément de structures spécialisées dans l'élaboration de protocoles et de procédures, donc je pense qu'il faut les suivre, c'est notre travail de médecin d'appliquer des procédures évaluées et évaluables* ».

Le discours des médecins favorables à l'homéopathie n'est donc pas moins empreint de références scientifiques. Par exemple, le sujet 3 fait la comparaison de la « *Loi de similitude* » (Sarembaud & Poitevin, 2011) avec la « *loi de la pesanteur* ». Le sujet 5 s'appuie sur « *des expérimentations qui sont très bien faites par le groupe (...), qui viennent de sortir* ». (Van Wassenhoven *et al.*, 2018) Elle explique qu'« *à de très fortes dilutions (...) On voit des nanoparticules, donc on a une réorganisation de l'eau, avec l'oxygène, l'hydrogène, avec la silice du tube. Donc tout ça a été mesuré mathématiquement, etc., donc c'est publié auprès de revues très très exigeantes.* » Le sujet 6 explique qu'il est favorable à l'utilisation de l'homéopathie uniquement pour son effet placebo : « *En étant purement scientifique, quand vous étudiez le rationnel biologique de l'homéopathie, d'accord, vous vous arracher les cheveux* » et il s'appuie sur une recherche clinique pour affirmer que « *le résultat de cette étude, montre que l'homéopathie, c'est un placebo. (...) c'est vraiment hyper puissant, comme système* » (Pérol *et al.*, 2012). Le sujet 14, qui dit s'intéresser à l'homéopathie particulièrement depuis la retraite, explique le principe de la démarche scientifique : « *Alors, à mon avis, la démarche scientifique est la suivante : des gens intelligents, qui ont de l'imagination, émettent une hypothèse. Le travail scientifique consiste à démolir l'hypothèse. Mais il faut que ce soit pratiquement ceux qui l'émettent qui la démolissent. Mais qui la démolissent, pas dans un sens définitif : qu'ils essayent de la démolir. Pour* in fine *s'apercevoir que leurs arguments ne tiennent pas et qu'après l'hypothèse arrive à trouver sa démonstration* » et il s'interroge sur le « *potentiel électromagnétique des cellules* ». Le sujet 15, lui, s'appuie sur une importante recherche bibliographique : « *De plus j'ai un passé de recherche clinique dans l'industrie pharmaceutique, donc je pense quand même savoir à peu près lire un papier, et quand on regarde la bibliographie, il y a des résultats très probants sur l'homéopathie...* ».

Les deux groupes de médecins ont davantage développé leur argumentation sur l'homéopathie et l'effet placebo en utilisant du vocabulaire médical ou de façon plus générale du vocabulaire du registre professionnel. Ils ont donc largement appuyé leur argumentation sur leur pratique professionnelle, accompagnant souvent leur discours d'exemples ou de situations vécues.

Le sujet 1, jeune médecin favorable, s'appuie sur son expérience récente : « *Et moi du coup, j'ai personnellement essayé l'homéopathie. Je pense que si l'homéopathie est très bien prescrite, dans un certain contexte, si c'est vraiment le produit adapté à la pathologie, aux symptômes du patient, je pense que ça peut vraiment marcher. Par contre, je pense que vraiment c'est très précis l'homéopathie. Il faut vraiment que ce soit prescrit parfaitement. Si on se trompe de produits ou de dosage, ça peut effectivement ne pas marcher ou avoir l'effet inverse* ».

Le sujet 3 homéopathe, très expérimenté, s'appuie en plus sur la pratique médicale d'illustres prédécesseurs : « *Dans les épidémies, les anciens homéopathes avaient d'énormes succès. J'ai connu dans ma jeunesse le Dr Deloupy qui avait exercé en Algérie avant la découverte du vaccin contre la diphtérie. Il m'a certifié avoir soigné un tas d'enfants souffrant de diphtérie et n'en avoir perdu aucun. Je comprends que l'humanité ait peur des grandes épidémies. J'ai connu la polio de 1957. J'ai même une amie d'école qui en est morte, une autre qui est restée paraplégique ... C'était dramatique, alors je comprends qu'on nous dise : il faut la couverture vaccinale. Je suis d'accord, si on a fait disparaître la poliomyélite comme ça, c'est très bien. Tout le monde ne peut pas être soigné par l'homéopathie. Mais en Argentine il y avait de très bons homéopathes, tous unicistes, au moment de cette épidémie. Aucun des enfants qui étaient suivis par les homéopathes n'a attrapé la polio, car leur immunité était bonne. Ceux qui sont venus à l'occasion de la polio n'ont eu aucune séquelle paralytique. Pourtant, l'hôpital pédiatrique de Buenos Aires était débordé de cas de paralysie, c'était épouvantable. Et le docteur Pasquero, un maître mondialement connu en homéopathie, a été invité par le gouvernement à venir soigner à l'hôpital de Buenos Aires les enfants atteints de poliomyélite. Et il a eu de tellement bons résultats qu'il a été décoré par le gouvernement* ».

Les médecins défavorables appuient aussi principalement leur discours sur la pratique médicale. Par exemple, pour le sujet 7 (défavorable) : « *... c'est valable pour beaucoup d'autres médicaments. Ce n'est pas que l'homéopathie. On aurait pu parler du phloroglucinol dans les douleurs abdominales, des choses...* ». De même, le sujet 8 explique : « *Par exemple, récemment là, il y a des traitements antiémétiques qui ont été mis un peu au pilori. J'ai vu ça la semaine dernière dans la presse, c'est pareil, c'est des médicaments... c'est encore pire même qu'un placebo : on sait que les effets secondaires sont plus importants finalement que l'effet bénéfique et il y a des médicaments, il y a d'autres médicaments euh... je ne sais pas il y avait les veinotoniques par exemple, donc c'est des médicaments qui sont passés, qu'ont eu l'AMM* (l'autorisation de mise sur le marché) *et tout ça, qui sont passés par le circuit normal, on sait que ça a très peu d'effet. Moi je les enlève, je ne les prescris pas* ». À travers ces témoignages, on voit que la référence à la norme accompagne souvent la pratique quotidienne de la médecine chez les médecins défavorables.

Souvent les médecins ont aussi commenté, de façon critique, la pratique médicale de leurs confrères :

Par exemple, le sujet 7, défavorable : « *Je comprends que j'ai des confrères qui en aient besoin, mais moi c'est plutôt le côté je réponds à un symptôme par un médicament. Et ça, c'est vraiment un truc français. On a du mal à s'extraire de cette façon. On est dans le curatif toujours. On n'est pas dans le soin. On a des difficultés à prendre en soin et on résout le problème... C'est d'ailleurs assez drôle parce qu'il y a beaucoup d'homéopathes qui disent qu'ils font de l'approche globale intégrative, alors ce sont de jolis mots, mais en fait si on prend soin du patient on n'a pas tellement besoin de recourir à un médicament qu'on considère comme un placebo.* »

Le sujet 15 (favorable) dénonce le « carcan normatif » qui, d'après elle, oblige ses confrères à refuser toute forme de thérapie complémentaire : « *Et de l'autre côté, un formatage, pour le coup, avec des convictions très fortes que :* "C'est ça qu'on a appris, c'est ça qui nous porte et c'est ça qui nous a portés." *Essayez donc de sortir de ça... pour avoir fait le trajet, je peux vous garantir que ce n'est pas simple ! Que tous mes confrères auxquels je tire mon chapeau, qui essayent de pratiquer des médecines plus ouvertes, sans renoncer à la médecine allopathique... Qui a tous ses mérites... Je veux dire, aujourd'hui, on soigne des choses incroyables ! On opère des gens avec des trucs incroyables ! On sauve des vies ! Donc la médecine allopathique a toute sa place (...) Ce n'est pas le sujet. Le sujet c'est « et », ce n'est pas « ou ». Mais aujourd'hui l'apport d'autres choses est vécu comme une honte et comme de la remise en question d'un parcours professionnel auquel les gens se sont complètement identifiés...* "c'est ma vie !" *Vous voyez, c'est comme si c'était* "moi, mon parcours professionnel et de formation. Ça a été tellement dur et j'en ai tellement bavé ! Et c'est tellement comme ça et ça ne peut tellement pas être autrement que le premier qui vient m'expliquer qu'il y a autre chose, ce n'est pas possible" ».

Le champ lexical de l'opinion est également très présent dans le discours des médecins des deux bords. Et de façon étonnante, bien que les médecins défavorables prônent les vertus de la science dans la pratique médicale, leur discours est parfois peut-être encore plus empreint d'opinions, de visions personnelles, de points de vue. À l'exception du sujet 12 (défavorable) sur lequel nous reviendrons plus tard, tous les médecins, au cours des interviews, ont souhaité faire part de leur avis personnel sur la question de l'homéopathie et de l'effet placebo.

Pour les médecins du groupe favorable, d'abord, le sujet 1 : « *Je reste encore légèrement sceptique, j'ai toujours un petit côté... je me dis... au début j'ai démarré en disant vraiment : "gros point d'interrogation"* ». De même, pour le sujet 6 : « *Je pense que ce type d'approche a un intérêt certain pour prendre en charge les patients (...) Je pense que l'homéopathie, ça marche, mais c'est un effet placebo. C'est ça ma conviction profonde. C'est un effet placebo qui est très efficace et comme l'effet placebo est très utile aux patients, je pense que c'est bien* ». Ou encore, pour le sujet 14 : « *Quant à vous dire comment cela a fonctionné, je n'en sais rien et depuis le temps que je m'intéresse aux thérapies complémentaires, disons depuis 4 ou 5 ans, mon intime conviction, c'est : ce qui fonctionne le plus c'est l'empathie. (...) je pense que je l'ai toujours pensé* ». Et enfin, pour le sujet 15 : « *Ah oui ! Personnellement, ça, c'est clair ! Je ne fais pas partie des gens qui sont convaincus que ce ne serait qu'un énorme effet placebo* ».

Pour les médecins du groupe défavorable, on retrouve donc également très souvent ce type de formulation qui révèle que le sujet défend son opinion. Par exemple, pour le sujet 7 : « *je pense vraiment que l'on peut apprendre d'autres choses et que l'on peut réfléchir à ce qu'on fait* ». Le sujet 8 donne son avis sur la pratique de l'homéopathie : « *Enfin contre, je suis contre que... chacun fait ce qu'il veut ! Enfin, pour moi c'est une pratique qui est... qui n'est pas très éthique de prescrire ce qui est quand même un placebo à des patients et donc oui je suis plutôt contre, on va dire. Après qu'il y ait des médecins qui le fassent, s'ils expliquent aux patients que c'est du placebo et que c'est... s'ils expliquent bien aux patients ce que c'est, je ne suis pas non plus formellement contre. (...) Enfin, je ne sais pas moi, ça me semble hallucinant !*»

Le sujet 10 veut éviter le terme de conviction et préfère parler « *De certitudes et d'incertitudes* », mais ce qui ne l'empêche pas plus loin de donner son avis personnel : « *Moi je suis persuadé que s'il y avait... si on pouvait prouver son efficacité, vu les enjeux financiers, il y aurait... des études auraient été faites* ». Ou encore : « *Mais du coup c'est clair que cette approche de la personne, au sens, on se pose, on prend le temps et vous êtes considéré comme quelqu'un à part entière, avec tous vos problèmes, c'est un tout, ça, c'est à mon avis ce qui fonctionne et ce qui fait que les gens recherchent ce genre de suivi* ». Le sujet 11 nous livre même un peu ses états d'âme au sujet de l'homéopathie : « *Je suis vraiment insupporté par le côté vraiment bête de la question. C'est quelque chose qui me révulse un petit peu, mais je pense que quand j'étais plus jeune, justement, quand j'ai commencé à faire des recherches un peu sur la question, j'étais encore plus hargneux sur la question. Vraiment, ça me décevait beaucoup, au début de mes études, qu'on puisse en 2004 toujours penser que... enfin, qu'on puisse toujours travailler dans ces conditions-là* ». Le sujet 13 n'hésite pas à donner d'amblé son avis personnel sur la question : « *Je pense que ça ne devrait pas faire partie des pratiques des médecins. C'est un avis très personnel* ».

Pour terminer, le sujet 12 fait un peu exception à la règle, car au moyen d'un contrôle rigoureux de son discours, ce médecin défavorable s'est efforcé, sans doute de façon un peu artificielle, de ne pas laisser transparaître son avis personnel : « *Je n'ai pas de convictions personnelles. Je répète un peu toujours la même chose, mais c'est pourtant la réalité, je n'ai pas de convictions personnelles. J'applique des recommandations qui ont été évaluées et qui sont remises en cause régulièrement (...) Je pense qu'un médecin (qui) ne doit pas avoir de convictions personnelles. Je pense que les médecins devraient suivre les recommandations de prise en charge des patients basées sur une médecine basée sur des preuves (...) J'essaie de ne pas avoir d'avis personnel (...) On n'a pas à être pour ou contre, on a à être pour ce qui a été évalué et prouvé comme ayant un intérêt pour nos patients* ». C'est donc en effet la norme scientifique, le cadre rigoureux de l'institution qui domine le discours de ce médecin en particulier et qui vraisemblablement régit sa pratique de la médecine, comme il s'efforce de le faire comprendre. En ce qui concerne la pratique médicale, c'est probablement le cas de la grande majorité des médecins, mais c'est le seul sujet, parmi les 7 médecins défavorables, qui ait réussi à ne pratiquement pas donner son avis personnel sur l'homéopathie pendant l'entretien. Les autres médecins n'ont pas hésité à nous donner leur avis lorsque nous le leur avons demandé ou parfois spontanément.

Enfin, la terminologie autour des croyances et du mysticisme est très peu présente dans le discours des médecins. Dans le groupe défavorable, les médecins parlent surtout de croyance pour parler des patients qui sont adeptes des médecines non conventionnelles. Dans l'esprit de ces médecins, l'utilisation de l'homéopathie repose sur le fait qu'on « *croie* » à son efficacité. Par exemple, le sujet 7 affirme : « *Il y a quand même une adhésion, une croyance* ». Et ils impliquent souvent la responsabilité de leurs confrères homéopathes qui « *font croire* » à une efficacité. Par exemple, pour le sujet 10 : « *C'est-à-dire on fait croire à des gens qu'en avalant des trucs ils vont aller mieux, alors que probablement déjà en venant voir un médecin, ils vont mieux* » ou pour le sujet 11 : « *On ne va pas non plus vous donner des granules de sucre pour essayer de vous faire croire qu'on a fait quelque chose !* ». Dans le champ lexical de la croyance, on trouve aussi chez ces médecins, l'idée qu'il n'y a pas de « *prise en charge miracle* » (sujet 11) : « *C'est beaucoup plus long d'expliquer aux gens qu'il n'y a pas de prise en charge miracle et d'essayer de trouver des règles d'hygiène* ». Et puis, le sujet 13 associe l'homéopathie aux idées de « *potion* » et de « *pensée magique* » : « *C'est ancestral : la potion, prendre quelque chose, pour aller mieux, c'est quelque chose de symboliquement fort* (…) *une médecine conventionnelle, qui a fait cet effort depuis deux siècles, qui doit le faire encore, qui a beaucoup de choses à régler encore pour elle-même, bien sûr, de sortir de l'empirisme et de la pensée magique, avec plein d'écueils* ». Le sujet 11 va jusqu'à accuser certains médecins de « *dérives sectaires* » : « *Au-delà de l'homéopathie, on se rend compte que beaucoup des médecins qui défraient un peu la chronique par des choses qui sont illégales sont des médecins à exercice particulier, des trucs des fois qui sont complètement... je ne pourrais pas vous donner tous les titres... les titres pompeux qui ont été inventés, je les connais plus, à un moment je m'y étais un petit peu intéressé, mais les « kinésiestologues » ou des trucs de ce type-là, on est pas loin de la dérive sectaire ! On n'est pas très très loin de la dérive sectaire. Il n'y a pas très longtemps, il y a un jeune urgentiste vers Toulouse qui a été interdit d'exercer avec, lui réellement, une mise en accusation pour l'instant qui est celle-là réellement de dérive sectaire* ».

Dans le groupe des médecins favorables, on n'utilise pas davantage de vocabulaire issu du champ lexical de la croyance. Mais, à la différence des médecins du groupe défavorable, on peut noter qu'il n'est pas employé ici pour parler *des autres,* mais de l'homéopathie ou de leur propre pratique médicale. Par exemple, le sujet 3 évoque de façon un peu ambiguë un « *effet immatériel* » : « *Mais justement, justement, nous on cherche à ce qu'il n'y ait rien dedans parce que nous ne voulons aucun effet pharmacologique. Ce n'est pas ce qu'on cherche. Nous attendons un effet immatériel sur une maladie qui a sa source dans l'immatériel. C'est Hahnemann qui le dit* ». Le sujet 3 s'inquiète pour ceux qui ne connaissent pas l'homéopathie : *« Donc ça les gêne si vous voulez : comment quelque chose qui n'existe pas peut fonctionner ? Ils sont beaucoup plus prêts à donner du crédit au placebo que ça* ». Mais, étonnamment, ce médecin ne semble pas perturbé outre mesure par l'idée que quelque chose qui n'existe pas fonctionne. Le sujet 6, qui utilise l'homéopathie pour son effet placebo, parle de « *prophétie autoréalisatrice* » et compare l'homéopathie aux « *coupeurs de feu* ». Le sujet 14 fait l'analogie avec les miracles : « *L'empathie joue énormément.*

C'est d'ailleurs comme ça qu'on explique les miracles, également. Cela existe, il n'y en a pas beaucoup, mais cela existe les miracles » et à propos de l'effet placebo : « *Il y a toujours un côté placebo et le placebo est d'autant plus élevé que l'empathie est plus élevée. Le malade qui y croit vraiment, qui y va avec la foi et le médecin qui échange au même niveau avec lui, l'effet placebo, vous allez le monter le plus possible* ».

Pour résumer, à travers l'emploi du champ lexical de la croyance, les médecins défavorables, d'une part, dénoncent les croyances des patients et la « complicité » des médecins qui utilisent les pratiques non conventionnelles. D'autre part, les termes employés par les médecins favorables laissent à penser qu'ils ne sont peut-être pas totalement étrangers aux idées de croyance, voire de mysticisme pour certains. Dans notre étude, nous n'avons pas interrogé les médecins sur leurs croyances religieuses, mais il n'est pas exclu que leur pratique de la médecine puisse être liée, pour certains, à des degrés divers, à leurs convictions religieuses.

B.2.2. Influence de la formation initiale et de l'expérience vécue sur l'attitude vis-à-vis de l'homéopathie

Dans notre étude, la moyenne d'âge des médecins favorables à l'homéopathie est significativement plus élevée que celle des médecins défavorables. Une première hypothèse explicative de ce résultat pourrait être que la formation des médecins a considérablement changé à 20 ans d'intervalle. Cette formation scientifique renforcée pourrait tendre à les éloigner davantage des pratiques médicales non conventionnelles et à les inciter à rejeter l'homéopathie du fait d'une absence (réelle ou supposée) de bases scientifiques.

Dans la partie discussion, nous reviendrons sur cette question en tentant d'apporter un éclairage sur les changements qui sont effectivement intervenus dans la formation initiale des médecins depuis les années 1980.

Mais dans le but de connaître le ressenti des médecins interrogés sur la formation médicale, nous avons abordé la question avec plusieurs médecins et d'autres ont également évoqué ce sujet spontanément.

Tout d'abord, certains médecins favorables à l'homéopathie ont regretté qu'on n'enseigne pas aux étudiants en médecine les grandes réussites qu'a connues, d'après eux, l'homéopathie dans le passé. Par exemple, le sujet 3, à propos des succès du Dr. Pasquero en Argentine face aux épidémies de poliomyélite : « *Vous croyez qu'on en parle de ça ? Les étudiants en médecine ne savent pas ça, on ne leur parle que de la vaccination* ». De même, le sujet 15 présente sa vision des études médicales en déplorant une course aux publications scientifiques : « *Dans un système de concours, dans un système de compétition, où il faut publier des articles avec un* impact factor *élevé, voire marcher sur la tête des collègues pour faire sa place, en tout cas dans le milieu hospitalier. Et tout ça, à l'intérieur de bornes médicales qui sont celles qu'on apprend en fac et qui sont celles qui vont vous emmener le long de cette carrière, vous voyez ce que je veux dire ?* ». Et elle déplore le manque d'ouverture des études médicales vers d'autres formes de thérapies : « *qu'aujourd'hui, c'est au niveau de l'enseignement de la médecine que ça devrait se passer. Il devrait y avoir, si ce n'est un enseignement de toutes les autres médecines, en tout cas, une ouverture, vous voyez. Quelque chose d'autre, parce qu'évidemment, quand on n'est pas formé dès le début à des choses un peu plus ouvertes... ce n'est pas au bout de 10 ans ou 15 ans, quand vous êtes arc-boutés pour y arriver, là-dessus, l'ouverture est plus difficile après, forcément.* » Le sujet 15 pense également que les études de médecine sont très scientifiques, voire très technologiques, et que c'est parce que notre société tout entière est de plus en plus technologique : « *Aujourd'hui on est quand même dans une société très technologique. Et l'enseignement de la médecine est très technologique, à tous les sens du terme. C'est-à-dire qu'on apprend la biochimie, la chimie, la radiologie... On apprend une médecine qui soi-disant repose sur la science, mais surtout sur la technologie, donc les preuves matérielles ou matérialisables, avec un support matériel, derrière, donc, s'il n'y a pas de molécule ou de rayon ou un engin, pour parler de chirurgie, il n'y a pas... il y a ça ou il n'y a rien. C'est assez binaire. C'est-à-dire qu'en fait, l'intégralité de notre enseignement médical repose là-dessus* ».

Dans le groupe des médecins défavorables, plusieurs participent à la formation des étudiants en médecine, ce qui les conduit naturellement à évoquer cette formation. Le sujet 10, par exemple, en tant que maître stage, enseigne aux internes et aux externes en médecine que les patients ne viennent pas toujours pour obtenir une prescription médicale et qu'il faut chercher à savoir « *ce que veut le patient* ». Elle n'est pas contre qu'il continue à exister « *des DU d'homéopathie comme il y a des DU de phytothérapie* », mais elle insiste sur : « *Un autre problème. C'est comment on forme des professionnels de santé avec un sens critique et qui sont capables de continuer à se former et de faire des choses en accord avec la science et ce n'est pas spécifique à l'homéopathie, c'est global* ». En mentionnant le sens critique, ce médecin insiste sur l'importance que devrait avoir pour elle la place des sciences dans les études de médecine.

Les médecins favorables et défavorables à l'homéopathie s'accordent donc assez bien, sur l'idée qu'aujourd'hui la formation des médecins en France fait la part belle aux sciences et aux technologies. Alors que beaucoup de médecins favorables à l'homéopathie le déplorent, ceux qui sont défavorables pensent que c'est important et qu'il en faudrait peut-être plus. Mais, la question qui nous intéresse, c'est de savoir si cela a toujours été le cas. Le sujet 11 (défavorable) évoque un changement important dans la formation médicale : « *Une chose est sûre : c'est qu'en 2010, si ma mémoire est bonne, il y a eu l'arrivée obligatoire de la lecture critique d'articles, au moment du concours d'internat. Ça, c'est quelque chose qui va porter ses fruits à partir de 2020, on va dire. Donc vraiment quand tous les étudiants y seront passés. Parce qu'on ne pourra plus avoir des études complètement faussées, complètement biaisées. Donc ça veut dire qu'on pourra plus faire autant de fausse science* » et il pense effectivement que le niveau scientifique des études médicales était peut-être moins élevé dans le passé : « *Donc peut-être, je dis bien peut-être que c'était le niveau scientifique qui n'était pas assez élevé* ». Et il fait la distinction entre le 1er cycle qui historiquement est très scientifique et le 2^d^ cycle qui est (toujours) « *plus axé vers la thérapeutique et la pathologie et donc effectivement avec moins de sciences, moins de recherche, en tout cas* ».

Notre analyse des différents entretiens semi-directifs corrobore donc l'idée que la différence d'âge entre les médecins favorables et défavorables à l'homéopathie pourrait s'expliquer, au moins en partie, par des différences dans la formation initiale et peut-être particulièrement dans la formation scientifique des médecins.

Une seconde hypothèse pour expliquer cette différence d'âge entre les groupes « favorable » et « défavorable » est que les médecins pourraient dans une certaine proportion avoir tendance à changer d'opinion sur l'homéopathie au cours de leur vie. Certains médecins rejetteraient d'abord assez fortement l'homéopathie, à cause de leurs études scientifiques et/ou à cause de sa part d'irrationalité. Puis, avec l'âge, pour des raisons diverses qui sont à explorer, ils tendraient à être moins vindicatifs, moins catégoriques, voire pour certains à l'accepter complètement. Ce changement d'attitude pourrait avoir lieu plus ou moins précocement chez les médecins. Il pourrait être graduel, se faisant sur plusieurs années en fonction des expériences personnelles ou professionnelles ou parfois il pourrait être extrêmement rapide, à la suite d'un événement exceptionnel, une sorte de rupture biographique. Dans le questionnaire et au cours des entretiens, nous avons demandé aux médecins s'ils avaient changé d'opinion à propos de l'homéopathie, et dans ce cas, d'expliquer ce qui les avait fait changer d'avis. À partir des questionnaires, nous avons constaté en effet que les médecins qui ont changé d'avis sont plus nombreux dans les groupes « favorable » et « intermédiaire » que dans le groupe « défavorable ». Dans le groupe favorable, 19 médecins (35,2 % des répondants) déclarent avoir changé d'avis au cours de leur vie à propos de l'homéopathie. Parmi eux, 11 médecins évoquent un souvenir particulièrement marquant, soit les concernant personnellement (4 cas), soit des cas de guérisons spectaculaires dans le cadre professionnel (8 cas). 6 médecins évoquent plutôt des raisons accumulées au fil des années d'être satisfait de l'homéopathie.

Au cours des entretiens semi-directifs, les médecins favorables à l'homéopathie ont également évoqué parfois des événements de leur vie personnelle, qui les ont marqués et qui les ont décidés à s'orienter vers l'homéopathie. Par exemple, le sujet 3 évoque un souvenir ancien concernant sa famille : « *Le médecin de famille était allé chercher le professeur de Paris, parce qu'on habitait à (...). Il était allé chercher le professeur de Paris pour venir à son aide parce que mon père était mourant. (...) Et la voisine de palier a contacté maman en lui disant :* " écoutez, on a un médecin homéopathe ici chez nous, il est de Marseille ... Je suis sûr qu'il peut aider votre mari ". *Alors bien sûr on est allé frapper à sa porte. Et il est venu. On ne savait pas ce que c'était que ça, un homéopathe, mais si ça pouvait aider (...) Et quand j'ai vu le résultat sur mon père, j'ai dit* "ah, mais il faut faire cette médecine-là !". *Donc j'ai fait toutes mes études de médecine, en vue d'être homéopathe* ». De même, le sujet 5 évoque un tournant peu après ces études : *« Et puis j'avais plus ou moins abandonné ça* (l'homéopathie, qu'elle connaissait depuis longtemps, son père étant vétérinaire homéopathe), *jusqu'au jour où ma fille est tombée malade et il n'y avait pas moyen de la soigner autrement, il n'y avait pas de moyen de la soigner en allopathie que de donner des trucs avec des effets secondaires, ce que je n'ai pas voulu. Alors mon père m'a dit : " va voir untel ", qui en 6 mois l'a guérie* ». Le sujet 15 affirme ne pas avoir changé d'opinion sur l'homéopathie, mais elle évoque un souvenir de jeunesse qui l'a touchée personnellement : « *C'est à dire avant, quand j'étais plus jeune, ma conviction était personnelle, donc j'ai toujours été convaincue que ça marchait. Je vais vous dire pourquoi, c'est très simple. Quand j'étais jeune, j'étais très jeune, j'avais 14 ans, j'avais un problème dermatologique : un impétigo, c'est un peu comme de l'eczéma, vous voyez, sur la joue. Vous voyez, à 14 ans, une jeune fille, d'avoir un gros placard sur la joue, c'est intéressant comme situation ! À une époque où on est très bien dans sa peau... Et donc ma maman m'emmène voir un dermatologue qui me met sous crème antibiotique, etc. ça ne fait strictement rien... mais le machin s'aggravait ! Bon, on retourne voir le dermato. Maman lui disait :* " écoutez docteur, ça n'a pas marché très bien. Regardez c'est pire ! " *Et ce charmant médecin lui répond :* " écoutez, ça lui fera le caractère ! " *non, mais je vous jure ! Tel que ! Donc on est sorti* manu militari *du cabinet de ce charmant médecin, mais ça n'avait pas résolu mon problème et sur ce, une cousine me recommande un médecin homéopathe parisien. Je n'avais jamais entendu parler ou en tout cas pratiqué d'homéopathie avant. On est d'une famille classique. Et donc, au point où on en était, je ne craignais plus rien. Donc maman a pris rendez-vous avec cette femme homéopathe qui m'a reçu au moins une heure, nous a posé des questions dans tous les sens, elle a prescrit un traitement homéopathique, l'impétigo a disparu et n'est plus jamais revenu !* »

Il semble donc que dans le vécu de certains médecins, des situations assez exceptionnelles, particulièrement marquantes, peuvent les pousser à s'orienter vers l'homéopathie. Certains d'entre eux étaient peut-être prédisposés à cela, et c'est pourquoi ils ont d'abord essayé ce type de remède. Dans d'autres cas, ils se sont tournés vers l'homéopathie, sans savoir de quoi il s'agissait, alors qu'ils étaient dans une situation d'échec thérapeutique.

En définitive, on peut penser que les deux phénomènes décrits ici peuvent avoir une influence conjointe sur le résultat observé. C'est-à-dire que les médecins favorables à l'homéopathie tendent à être plus âgés que les défavorables, probablement à la fois parce que les études de médecine ont changé au fil du temps, laissant plus de place aux sciences fondamentales, et poussant les jeunes médecins à s'éloigner de l'homéopathie et à la fois, parce que certains médecins, à la suite d'une expérience particulière, acceptent davantage l'homéopathie avec l'âge.

C. Discussion

C.1. La communication des médecins sur l'homéopathie. Utilisation d'internet et des réseaux sociaux

La différence d'âge moyen entre les médecins des groupes favorable et défavorable est à mettre en relation avec leur mode de communication. Qu'ils soient favorables à l'homéopathie ou non, les médecins semblent communiquer autant au sujet de l'homéopathie, c'est-à-dire occasionnellement. Cependant, du fait qu'ils sont plus jeunes, les médecins défavorables à l'homéopathie utilisent davantage internet et les réseaux sociaux que les médecins favorables (voir plus haut notre résultat). La différence est très marquée, ce qui implique que les médecins défavorables ne communiqueraient pas plus en réalité que les autres, mais de façon différente. L'utilisation privilégiée de ce média a certainement permis à ces médecins de s'organiser en collectifs, et/ou les a souvent conduits à y adhérer. L'étude de la communication au sein du collectif « FakeMed », par exemple, serait d'un grand intérêt et pourrait constituer un sujet de recherche à part entière. Elle pourrait peut-être permettre de comprendre comment cette organisation a permis d'aboutir à un message suffisamment fort pour initier un changement de la législation sur l'homéopathie. Les médecins favorables, qui utilisent davantage les moyens de communication traditionnels (congrès, groupes de discussion…) produisent des discours dont la portée n'est pas la même. Avec ce type de communication, ils atteignent principalement les collègues qui comme eux sont favorables à l'homéopathie. Au contraire, en utilisant Twitter et internet en général, les médecins défavorables peuvent atteindre des publics beaucoup plus variés : d'abord des collègues médecins qui n'ont pas encore de position ferme sur le sujet, mais aussi, dans une certaine mesure, le grand public, les journalistes et les politiques. Cette différence importante dans le mode de communication a donc probablement contribué de façon importante à ce que le discours des médecins défavorables soit beaucoup plus largement entendu, que celui des médecins favorables. Un certain nombre de médecins favorables ont sans doute pris conscience plus récemment de leurs difficultés de communication à grande échelle et ont donc également commencé à s'organiser en collectif, sur internet, avec la création du site « mon homéo, mon choix ».

C.2. Genre et homéopathie chez les médecins

La santé est un domaine très genré dans la sphère privée. En effet, il est connu que dans les couples hétérosexuels, c'est encore très souvent la femme qui s'occupe de la santé des enfants (Vidal & Salle, 2017). C'est généralement la femme qui prend rendez-vous avec le médecin pour les enfants. C'est elle qui achète et qui gère davantage les médicaments à la maison. L'utilisation de l'homéopathie est également genrée. Le portrait-robot de l'utilisateur de l'homéopathie est une femme ayant suivi des études supérieures (Lert *et al.*, 2014). Il était donc légitime de penser que la pratique de l'homéopathie puisse également être genrée parmi les médecins. On pouvait imaginer, par exemple, que les femmes médecins seraient davantage amenées à utiliser l'homéopathie dans le cadre familial et que ça les conduise naturellement à l'utiliser davantage dans le milieu professionnel. C'est plus ou moins ce qui s'est passé pour le sujet 5 (voir plus haut, le cas de sa fille tombée malade). Finalement, nos résultats ne montrent pas de différence significative dans l'attitude vis-à-vis de l'homéopathie entre les hommes et les femmes qui ont répondu à l'étude, ce qui suggère que ces situations théoriques, si elles existent en effet dans la vie quotidienne, restent marginales. Il semble donc que les femmes médecins soient moins susceptibles de se tourner vers l'homéopathie que les femmes du grand public, peut-être à cause de leurs études scientifiques.

Dans une étude menée sur les attitudes des médecins vis-à-vis de la vaccination, autre sujet de santé socialement controversé, une différence significative entre les femmes et les hommes a été observée, les femmes médecins étant généralement moins confiantes vis-à-vis de la vaccination (Collange *et al.*, 2015). Les auteurs précisent également que, dans leur étude, ces femmes médecins « pratiquent davantage les médecines douces ». Il est donc possible que les femmes médecins pratiquent plus souvent l'homéopathie, mais que notre étude n'ait pas permis de le mettre en évidence.

C.3. La notion de croyance en lien avec l'homéopathie et l'effet placebo

Certains médecins défavorables à l'homéopathie considèrent que l'utilisation de l'homéopathie chez les patients repose sur une « croyance » et que les médecins qui pratiquent l'homéopathie sont malhonnêtes en exploitant la crédulité des patients (voir par exemple figure 8, l'emploi des termes « escroquerie », « tromperie », « mensonge », « charlatanisme » par exemple). Mais peut-on considérer objectivement qu'il s'agit d'une forme de croyance, similaire à une croyance religieuse, qu'on retrouve chez les patients de façon très générale ? Au sein du projet Homeocss, une étude à paraître est consacrée aux représentations de l'homéopathie chez les patients (Mohamed Djouani, dans cet ouvrage) et il sera intéressant de confronter ces représentations de l'homéopathie entre médecins et patients.

Les académies de médecine et de pharmacie affirment que l'utilisation de l'homéopathie repose sur une connaissance insuffisante des mécanismes de l'effet placebo. Pourtant, lors des entretiens, les médecins interrogés (qu'ils soient favorables ou non à l'homéopathie) semblaient tous avoir une vision complète et assez complexe de l'effet placebo, ou de « l'effet contextuel », comme beaucoup préfèrent le nommer. Mais, on peut se demander si les médecins défavorables à l'homéopathie ont bien tous une connaissance complète de ce mécanisme. En effet, dans les réponses au questionnaire, certains médecins semblent considérer que l'effet placebo repose obligatoirement sur la croyance de l'efficacité du produit. Mais cette vision de l'effet placebo est sans doute incomplète, puisqu'il s'avère que l'effet placebo peut faire intervenir de multiples mécanismes neuronaux, même en sachant par exemple que le produit utilisé est un placebo (Autret, 2013 ; Tu *et al.*, 2019). Les mécanismes de l'autoguérison, sous l'influence du psychisme et de facteurs environnementaux sont sans doute très complexes et encore très peu étudiés (Howick, 2017). Ils mériteraient sans doute d'être explorés davantage comme le propose une autre étude publiée (Di Scala, 2020b).

C.4. La formation des médecins

Dans leur ouvrage « De la médecine à la santé », Jean-François Mattei et ses collaborateurs expliquent qu'à partir de 1958, la faculté de médecine s'est liée de façon exclusive à l'hôpital, ce qui a permis des « progrès diagnostiques et thérapeutiques considérables », mais au détriment d'une relation médecin-patient de qualité (Mattei *et al.*, 1997). Les auteurs évoquent néanmoins l'arrivée dans les années 90 des Sciences Humaines et Sociales (SHS) dans le programme de PCEM1, pour éviter que les jeunes médecins ne soient trop accaparés par les aspects technico-scientifiques de leurs études et pour qu'ils s'intéressent davantage aux aspects humains. Malheureusement, cette tentative d'ouverture vers les sciences de l'homme n'a eu que peu d'effet d'après les auteurs. Au contraire, le début des années 90 marque le début d'une nouvelle école de la médecine. Aux États-Unis, l'école de MacMaster, à Hamilton, est à l'origine d'une nouvelle façon d'enseigner la médecine résumée alors par les termes « *evidence-based medecine* », donc littéralement

« une médecine basée sur la preuve ». Avec des méthodes pédagogiques modernes, comme l'autoapprentissage, en petits groupes supervisés par un tuteur, où l'on privilégie le fait d'apprendre à apprendre, plutôt que l'acquisition d'une somme importante de connaissances, cette école va inspirer de nombreuses universités en Europe et notamment en France, depuis les années 90 jusqu'à aujourd'hui.

On retrouve finalement l'influence de cette école américaine à travers cette expression : « médecine basée sur la preuve », comme un leitmotiv, dans le discours des jeunes médecins, particulièrement dans le groupe défavorable. En effet, le terme « preuve » apparaît 72 fois dans nos questionnaires, le plus souvent dans une formulation négative (« absence de preuve ») et 5 médecins du groupe défavorable font référence directement à une médecine conventionnelle « basée sur les preuves » ou « basée sur la science ».

Parallèlement au développement en Europe de la médecine basée sur les preuves, les années 90 marquent un tournant dans la sélection des étudiants en médecine. En effet, le nombre de candidats au concours de fin de première année a fortement augmenté au début des années 90, alors que parallèlement le *numerus clausus* s'est abaissé de 5900 en 1983 à 3575 en 1995. Le taux de réussite au concours est donc passé d'environ un étudiant sur 5 à un étudiant sur 10 dans le même temps. Cette très forte pression de sélection a conduit de façon automatique à recruter les jeunes médecins quasi exclusivement à partir de bacs scientifiques (C ou D) avec mention. Depuis une trentaine d'années, ce n'est donc pas seulement la formation des médecins qui tend à être plus scientifique, mais également le profil des étudiants sélectionnés par un concours exigeant dans les matières scientifiques.

C.5. La relation médecin – patient

La plupart des médecins accordent beaucoup d'importance à la relation médecin – patient. Les médecins homéopathes tout d'abord, avec des consultations d'une durée proche d'une heure, attachent beaucoup d'importance à l'écoute du patient. L'homéopathie est connue pour être une approche spécifique du patient. L'homéopathe doit donc en théorie prendre le temps de connaître son patient et il est possible que ce temps d'écoute contribue au succès thérapeutique (Arié & Boulet, 2010). Dans notre étude, on peut citer par exemple le sujet 14 (favorable) : « *Je me souviens que quand j'ai commencé mes études de médecine, deux patrons de l'hôpital m'avaient dit :* " Sache une chose : la façon de donner compte plus que ce que l'on donne" *donc pour les maladies fonctionnelles qui ne sont pas liées à des déficits importants, avec une fracture ou autre, l'empathie joue énormément* ». Ensuite, parmi les médecins qui pratiquent occasionnellement l'homéopathie, certains regrettent de ne pouvoir bénéficier d'un temps d'écoute similaire avec leurs patients. Enfin, parmi les médecins qui sont défavorables à l'homéopathie, beaucoup voient dans ce temps d'écoute le seul aspect positif dans l'approche homéopathique. Par exemple, pour le sujet 4 (défavorable) : « *Ils* (les homéopathes) *accordent énormément de temps au patient lors de la consultation. Souvent ils ne sont pas conventionnés, ils sont secteur 2 et en effet avoir plus de temps pour parler avec le patient, le connaître c'est forcément formidable. Il y a que comme ça et tout l'effet placebo avec l'effet contextuel, parce qu'il a eu aussi une discussion, une communication thérapeutique qui fait que c'est plus tout ce qu'il y a autour qui fonctionne* ». De leur point de vue, c'est sur cette relation médecin-patient que le médecin doit travailler lorsqu'il pense qu'un médicament n'est pas utile. En effet, beaucoup de médecins défavorables considèrent le pur effet placebo (lié à la prescription d'un remède supposé inefficace) comme une tromperie et que le médecin dans certains cas ne doit rien prescrire et plutôt prendre un temps d'explication avec son patient. Chez ces médecins, c'est moins l'écoute que l'explication qui est importante dans cette relation médecin – patient. C'est ce que nous dit le sujet 7 : *« pour l'anxiété je pense que reconnaître nommer et légitimer l'anxiété d'un patient, la partager, comprendre les mécanismes, l'aider à trouver un ressort en lui-même pour la modifier, la contrôler c'est mieux que de prescrire un placebo. Voilà mon hypothèse de départ. »*

Par ailleurs, dans cette relation, se pose la question du rôle du médecin, souvent discutée au cours des entretiens. Est-ce que le rôle du médecin doit être :

Poser un diagnostic et traiter la maladie s'il y a lieu, ou bien

Soigner le patient ?

Autrement dit, quelle est la démarche privilégiée par ces médecins ? Est-ce une démarche de traitement (*cure* en anglais) ? Peu importe que le patient aille mieux à court terme, il faut poser un diagnostic et identifier le remède adéquat. Ou bien une démarche de soin (*care* en anglais) ? Peu importe d'identifier la maladie qui affecte précisément le patient. Ce qui compte c'est qu'il aille mieux. Dans le premier cas, la démarche est scientifique, elle repose sur la compréhension des phénomènes biologiques (normaux et pathologiques), dans le second, c'est une démarche empirique centrée sur la personne et ses symptômes. Michel Poisson nous explique qu'à partir du XIXe siècle, les médecins, qui étaient tous de sexe masculin, ont abandonné la médecine du moyenne-âge, une médecine quasi religieuse, basée sur la prière et l'accompagnement du patient (du patient ami) dans la douleur et vers la mort, pour se tourner vers une médecine moderne, basée sur la science (chimie et physiologie) qui laissait entrevoir que des maladies jusque-là incurables, assimilées à des décisions divines, pourraient un jour être traitées et guéries (Poisson, 2015). Dès le XIXe siècle, les médecins auraient donc eu tendance à s'éloigner de la démarche de soin pour se rapprocher d'une médecine plus scientifique, mais plus impersonnelle également, qui aboutit à la fin du XXe siècle à la « dérive technologique et la déshumanisation » de la pratique médicale que rapporte Michel Poisson, ainsi que d'autres auteurs (Mattei *et al.*, 1997). L'auteur modère ensuite son propos et prévient d'éviter la caricature qui consisterait à penser que « les médecins auraient perdu toute forme d'humanité ». Dans notre étude, les médecins favorables à l'homéopathie semblent effectivement accorder une grande importance à l'écoute et à la relation patient, mais ils insistent souvent davantage dans leur discours sur l'approche expérimentale. Ils considèrent Hahnemann comme un des premiers savants à pratiquer une médecine expérimentale, avant Claude Bernard, et ils parlent souvent de leur démarche logique pour identifier le remède adéquat pour tel patient. Quant aux médecins défavorables, bien qu'ils semblent centrés sur la science dans leur discours, en insistant fréquemment sur l'importance de la science dans le choix d'un traitement, ils prennent en compte la souffrance psychologique des patients et peuvent faire quelques exceptions, comme l'explique le sujet 4 : « *Par exemple, chez une patiente qui a une problématique psy avec une part d'angoisse et d'anxiété, je ne vais pas arrêter de lui prescrire son homéopathie surtout si je ne lui offre rien à côté* » ou alors ils préfèrent s'engager dans une démarche, plus chronophage, de discussion, d'explication voire une prise en charge psychologique (voir plus haut les propos du sujet 7). Ainsi notre étude n'est certainement pas en faveur d'une représentation dichotomique des médecins, avec des médecins favorables à l'homéopathie qui seraient systématiquement dans une démarche de « *care* » et des médecins défavorables, uniquement dans une démarche de « *cure* ». Au contraire, notre étude nous amène surtout à penser que les médecins du groupe intermédiaire, mais pas uniquement eux, sont particulièrement à même d'allier les deux approches. En étant plus pragmatiques, ils vont chercher à déterminer le traitement le plus adéquat, correspondant à un patient, avec sa pathologie et son identité propre, sans hésiter si cela leur semble la meilleure option, à recourir à la médecine non conventionnelle, voire à la placebothérapie. Tous ces médecins, qui ne sont ni fortement attachés à l'homéopathie ni en totale opposition, seraient sans doute très intéressés par le développement des multiples stratégies thérapeutiques basées sur l'autoguérison qui sont à l'heure actuelle quasiment absentes des programmes de formation des médecins. C'est pourquoi nous pensons qu'il serait utile et même important d'encourager la recherche scientifique sur les mécanismes d'autoguérison et de former davantage les médecins à des pratiques de soin en lien avec ces mécanismes.

C.6. L'homéopathie au fil du temps

Aux deux phénomènes que nous avons identifiés pour expliquer le fait que les médecins défavorables à l'homéopathie sont en moyenne plus jeunes que les favorables, s'ajoute probablement une sorte d'émulation à travers la sphère médiatique. En effet, les médecins les plus jeunes, étant souvent en lien avec les réseaux sociaux, subissent sans doute une forte influence de la part des collectifs, comme le collectif « FakeMed », qui est très actif depuis quelques années et qui se mobilise contre l'homéopathie et les autres médecines non conventionnelles, en témoignent les 8 médecins du groupe défavorable qui citent ce collectif dans leurs réponses au questionnaire et les nombreux médecins défavorables qui mentionnent internet ou les réseaux sociaux.

Ces différents phénomènes agissent vraisemblablement de façon contraire sur l'avenir de l'homéopathie en France. En effet, d'un côté la modernité des jeunes médecins et des études qu'ils ont suivies, les poussent au fil du temps à s'éloigner de l'homéopathie qui est vue comme une approche archaïque et obsolète, comme l'indiquent les propos du sujet 7 : « *Ah comment je vais dire ça... c'est vraiment daté quoi. Voilà, Samuel Hahnemann c'est vieux quoi ! C'est le 18e siècle. C'est avant le positivisme, c'est de l'empirisme à l'état pur et de nos jours c'est vraiment... C'est frappé d'obsolescence, mais alors complet quoi !* ». Ainsi, on pourrait croire que l'homéopathie tendrait à disparaître progressivement de l'éventail des pratiques thérapeutiques. Mais, en réalité, il semble qu'avec l'âge, certains médecins, sans doute un peu déçus par la médecine conventionnelle, se tournent vers des pratiques moins conventionnelles, comme l'homéopathie. Ce second phénomène, qui s'oppose finalement en premier, tend à ralentir l'abandon de l'homéopathie par les médecins.

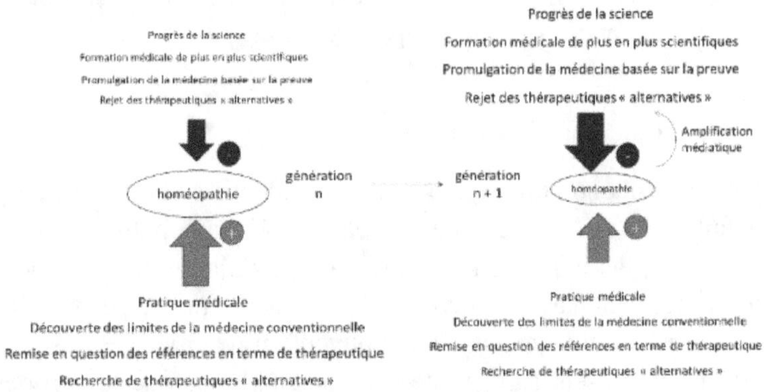

Figure 16 : Modèle qui représente l'évolution hypothétique de la pratique de l'homéopathie sous l'influence des progrès de la science et de la formation médicale, d'une part (effet négatif sur la pratique de l'homéopathie) et de la pratique médicale d'autre part (effet positif sur la pratique de l'homéopathie). La lecture des différents facteurs de haut en bas peut représenter un changement possible lié à l'âge de certains médecins, alors que la lecture de gauche à droite indique un changement entre une génération et la suivante. La taille du texte et la taille des flèches servent à représenter l'importance relative des forces en action sur la pratique de l'homéopathie.

Avec les progrès de la science, on peut penser que cette seconde force va progressivement s'amenuiser par rapport à la première, de sorte que l'homéopathie serait à terme presque complètement abandonnée, d'ici encore quelques générations. La figure 16 présente un modèle hypothétique qui représente les principales forces en action sur l'évolution de l'homéopathie au sein du corps médical.

2. COMPARAISON DES REPRÉSENTATIONS AU SUJET DE L'HOMÉOPATHIE ENTRE PHARMACIENS ET MÉDECINS

Prisca Bouillé[1], Sébastien Malpel[2]

[1]Docteur en pharmacie de l'Université de Rouen
[2]Laboratoire CIMEOS Dijon, Université Bourgogne Franche-Comté

En 2021, l'année du déremboursement total de l'homéopathie, la pression médiatique et politique autour de la controverse sur l'homéopathie est redescendue. Il sera bientôt possible de constater si un changement significatif des prescriptions ainsi que des conseils de nos praticiens est en cours. Les patients développeront-ils des stratégies différentes en entraînant un changement de leurs consommations d'homéopathie ? Quel impact tout cela aura-t-il sur les prix ?

Cet article fait suite aux précédentes recherches que nous avons menées sur l'objet d'étude n°6 (OBJ 6 : corps médical) dans le cadre du projet HOMEOCSS. En effet, nous avions tenté d'analyser les représentations des pharmaciens et des médecins concernant l'objet homéopathie (Bouillé, 2020 ; Malpel, dans cet ouvrage). À présent, nous allons confronter certains résultats de nos deux études afin de les comparer. Nos recherches ont jusqu'alors été effectuées parallèlement même si nous avons eu la même ligne directrice durant tout notre travail, car nos entretiens semi-directifs et nos questionnaires ont été construits sur le même modèle. Cette étude comparative a pour but d'identifier des différences et des similitudes, afin de tenter de dégager les mécanismes qui pourraient sous-tendre l'émergence des représentations de l'homéopathie.

Le parcours universitaire des médecins est assez différent et complémentaire de celui des pharmaciens. Les médecins n'abordent pas beaucoup les médicaments durant leur formation qui se concentre plus sur la maladie et le soin, alors que les pharmaciens ont une formation sur le médicament et sur son action au sein de l'organisme. Cette dialectique dans laquelle s'inscrivent ces deux approches complémentaires reflète l'organisation du système de santé en France. En résumé, un médecin diagnostique et prescrit au patient malade un traitement et le pharmacien s'assure de la bonne posologie et de l'observance thérapeutique du patient. Les deux professions complémentaires ont finalement un but commun, celui d'améliorer le bien-être et la santé des patients.

Autre point important, l'homéopathie ne fait pas partie du cursus universitaire du médecin (dans le cas le plus favorable, l'homéopathie peut apparaître comme une option du cursus). Dans le cursus universitaire des pharmaciens, l'homéopathie est au programme et un enseignement spécifique obligatoire est dispensé dans de nombreuses facultés de pharmacie.

En réponse à un engouement de la part du public, certaines médecines non conventionnelles ont fait leur réapparition depuis les années 80 (Lannoye, 1997) notamment celles visant à améliorer la santé au travers de produits plus « naturels » ou du moins avec moins d'effets indésirables (Enquête Harris Interactive, 2019). La médecine conventionnelle est fondée sur des études cliniques avec un rapport-bénéfice/risque cherchant à être le plus intéressant possible pour chaque traitement, mais cette approche a bien souvent des effets indésirables que redoutent les patients. Il est important de mentionner que les médecines non conventionnelles ont aussi parfois de potentiels effets indésirables et qu'il est important de le rappeler aux patients.

Dans la première partie de cette étude, nous allons nous intéresser aux attitudes des médecins et des pharmaciens vis-à-vis de l'homéopathie. Pour rappel, dans les deux études séparées, nous avons identifié 3 groupes de praticiens. Chez les médecins (voir dans cet ouvrage l'article de S. Malpel), nous avons identifié un groupe de médecins favorables à l'homéopathie (« groupe favorable »). Ces médecins considèrent généralement que l'homéopathie est une thérapeutique efficace (qui a fait ses preuves), sans effets secondaires. Nous avons ensuite identifié un groupe de médecins défavorables à la pratique et à l'utilisation de l'homéopathie (« groupe défavorable ») qui considèrent que cette approche repose uniquement sur l'effet placebo et que l'exercice de la médecine ne devrait pas tolérer son utilisation. Beaucoup d'entre eux assimilent même l'homéopathie à une escroquerie. Enfin, nous avons également identifié un « groupe intermédiaire », avec des médecins qui généralement supposent que l'homéopathie n'a pas d'efficacité propre, mais qu'à travers l'effet placebo, cela peut être une alternative intéressante dans le cas de troubles fonctionnels qui pourraient être aggravés par des traitements lourds. Dans l'étude sur les pharmaciens (Bouillé, 2020), nous avons retrouvé des groupes équivalents. Les proportions relatives de ces trois groupes de praticiens, dans les deux études, ne reflètent vraisemblablement pas les proportions réelles dans la population française. Nous discuterons néanmoins plus loin du sens de ces proportions et des biais méthodologiques qui pourraient les expliquer.

Nous reviendrons ensuite sur la formation de ces professionnels de santé pour voir si un lien peut être fait avec leur attitude vis-à-vis de l'homéopathie et nous nous intéresserons à leurs relations avec les autres pratiques de soin non conventionnelles. Enfin, nous étudierons les représentations de l'effet placebo de ces personnels de santé et chercherons à déterminer si elles peuvent expliquer leur positionnement vis-à-vis de l'homéopathie.

A. Méthodologie

Dans le cadre du projet Homeocss, nous avons choisi d'utiliser une approche mixte pour recueillir les propos des médecins et des pharmaciens. En effet, nous avons mêlé une approche quantitative à l'aide de questionnaires et une approche qualitative, avec des entretiens semi-directifs, utilisés pour approfondir et préciser certains des propos les plus représentatifs des questionnaires (Johnson & Onwuegbuzie, 2004).

Le détail de cette méthodologie, le questionnaire et le guide d'entretien sont présentés ailleurs (Malpel *et al.*, 2020).

Le recueil de données s'est déroulé pendant les années 2019 (pour les questionnaires et les premiers entretiens) et 2020 (pour les entretiens suivants).

Pour rappel, le questionnaire contient une majorité de questions fermées, qui permettent une analyse statistique des réponses : sur un total de 47 questions, nous avons 20 questions fermées, dont 12 nécessitant une réponse affirmative ou négative.

Nous avons choisi de poser deux questions qui demandent une réponse numérique, en pourcentage, allant de 0 % (tout à fait défavorable) à 100 % (tout à fait favorable), dont la question : « Êtes-vous favorable à l'utilisation ou à la pratique de l'homéopathie ? ».

Ce type de proposition permet aux personnes interrogées d'exprimer un avis nuancé, tout en permettant facilement d'analyser les données d'un point de vue quantitatif. C'est sur la base des réponses à cette question que nous avons identifié, dans chacune des deux études, trois groupes de répondants.

Pour les pharmaciens, nous avons obtenu 98 réponses au questionnaire. Il s'agit de 59 femmes et 39 hommes. Dans le « groupe défavorable » se trouvent 4 personnes. Pour le « groupe favorable », nous avons pris en compte uniquement les pharmaciens ayant répondu « 100 % favorable », soit 55 personnes. Dans le « groupe intermédiaire », se trouvent donc les pharmaciens ayant donné une réponse située entre 10 % et 90 % (bornes incluses), soit 39 personnes.

De même, pour les médecins, nous avons recueilli 244 réponses complètes, dont 104 femmes et 140 hommes. Dans un souci de cohérence et pour faciliter la comparaison entre médecins et pharmaciens, nous avons choisi d'utiliser les mêmes critères pour constituer les 3 groupes de médecins. Ainsi, 107 médecins ont affirmé être totalement défavorables à la pratique et à l'utilisation de l'homéopathie. Ils constituent notre « groupe défavorable ». 54 médecins se disent favorables à 100 %. Ils constituent notre « groupe favorable ». Et les autres médecins, ayant donné une réponse située entre 10 % et 90 % (bornes incluses), constituent le « groupe intermédiaire ». Ce dernier groupe contient 83 sujets qui semblent avoir une opinion mitigée vis-à-vis de la pratique et de l'utilisation de l'homéopathie.

Pour tenter d'identifier la représentation de l'effet Placebo au sein de nos différents groupes de praticiens, nous avons réalisé une analyse thématique sur les réponses obtenues à la question : « Pouvez-vous préciser ce qu'est selon vous l'effet placebo ? ». Les réponses ont d'abord été classées en un maximum de catégories thématiques, pour chaque groupe de médecins et pharmaciens indépendamment. Puis des représentations graphiques de ces résultats ont été construites, sous forme de cartes conceptuelles, à l'aide du logiciel Freeplane.

B. Résultats-Discussion

B.1. Attitudes des médecins et des pharmaciens vis-à-vis de l'homéopathie

Parmi les pharmaciens et les médecins interrogés, on retrouve les 3 types d'attitudes « favorables », « défavorables » et « intermédiaires » vis-à-vis de l'homéopathie, avec des proportions très différentes (Fig. 1).

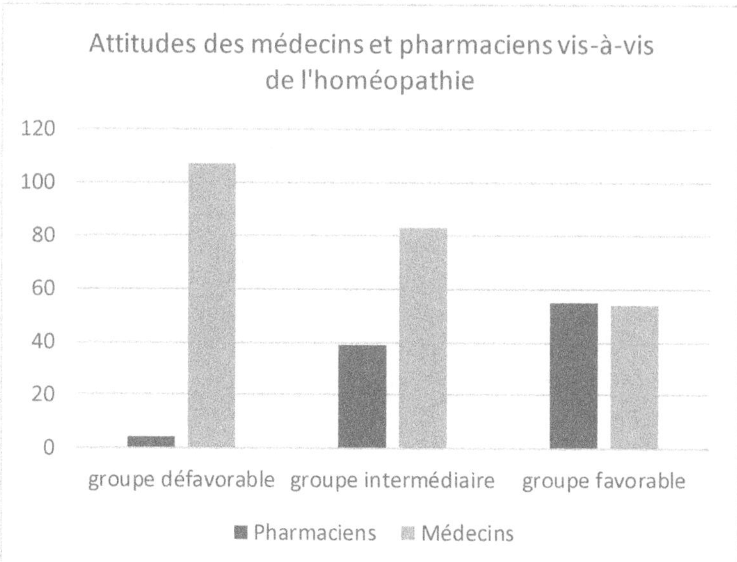

Figure 1 : Nombre de praticiens dans chacun des trois groupes correspondant aux trois types d'attitudes vis-à-vis de l'homéopathie.

En effet, chez les médecins, nous avons obtenu 3 groupes à peu près équilibrés, avec quand même un plus grand nombre de médecins qui se déclarent totalement défavorables à l'utilisation et à la pratique de l'homéopathie. La surreprésentation des médecins défavorables est peut-être à mettre en relation avec les médecins du groupe FakeMed, qui ont souhaité largement répondre à notre étude et qui ont diffusé largement le lien de l'enquête au sein de leurs réseaux. Parmi les pharmaciens, au contraire, très peu se sont déclarés totalement défavorables (4 sur un total de 95 pharmaciens interrogés). Cette différence importante entre médecins et pharmaciens est probablement due en partie aux méthodes différentes qui ont été utilisées pour diffuser les questionnaires dans les deux études (Malpel *et al.*, 2020). Il est aussi probable que les pharmaciens totalement défavorables à l'homéopathie soient réellement beaucoup moins nombreux dans la population des acteurs de santé. En effet, l'aspect économique est à prendre en considération davantage dans le cas des pharmaciens, car la vente de produits homéopathiques constitue pour eux un certain chiffre d'affaires et il est sans doute délicat (consciemment ou inconsciemment) d'avoir un avis tranché contre une pratique qui apporte à ces personnes un certain bénéfice financier. Cette différence d'attitude est également liée à la pratique professionnelle : un médecin peut généralement choisir librement d'exercer l'homéopathie ou non. Le fait d'être ouvert à l'homéopathie permet à un médecin d'accéder à une patientèle un peu particulière : des patients qui souhaitent être soignés par des médecines douces, qui pratiquent l'automédication et qui consultent assez régulièrement leur médecin (voir l'article de M. Djouani sur les patients dans cet ouvrage). Mais un médecin peut aussi se passer complètement de ce type de patientèle. Que ce soit dans les grandes agglomérations, ou bien en milieu rural, la pénurie généralisée des médecins fait qu'un praticien n'a aucune difficulté à remplir son carnet de rendez-vous, qu'il choisisse un exercice particulier ou non. Au contraire, des pharmaciens qui refuseraient de délivrer de l'homéopathie, même si cela serait très surprenant en France du fait du manque à gagner et que cela serait contraire à leur pratique professionnelle globale.

B.2. L'âge des praticiens en lien avec leur attitude vis-à-vis de l'homéopathie

Un des résultats les plus marquants de notre étude sur les pharmaciens et les médecins est sans doute la corrélation très claire entre l'âge et l'attitude plus ou moins favorable vis-à-vis de l'homéopathie. En effet, dans les deux études, nous avons pu constater que plus les acteurs de santé sont jeunes et plus ils tendent à être défavorables à l'homéopathie (Fig. 2).

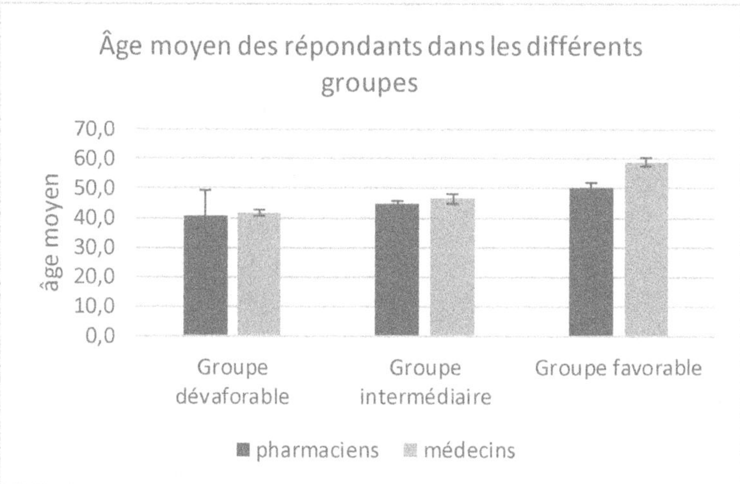

Figure 2 : Âge moyen des répondants dans les différents groupes. Les barres d'erreurs correspondent aux erreurs standard à la moyenne (s.e.m).

Nous avons identifié au moins 2 facteurs qui pourraient expliquer cette corrélation : d'une part, les professionnels de santé les plus favorables et les plus défavorables appartiennent à deux générations pratiquement différentes et leur différence d'attitude pourrait s'expliquer par des différences importantes dans les études de santé entre ces deux générations. En effet, des changements importants sont intervenus depuis les années 80, 90, dans les études de médecine, qui tendent à être de plus en plus scientifiques (Mattei *et al.,* 1997). Il est probable que dans les études de pharmacie, des changements similaires se soient produits, à une période similaire, et conduisent les jeunes pharmaciens à développer davantage leur « esprit scientifique ».

Une hypothèse plausible serait donc que les étudiants en médecine et en pharmacie qui seraient davantage « formatés » par la rigueur scientifique depuis quelques décennies auraient tendance à rejeter plus souvent des approches alternatives comme l'homéopathie dont la scientificité est remise en question.

D'autre part, il est possible également que cette corrélation entre l'âge et l'attitude vis-à-vis de l'homéopathie vienne en partie du fait qu'en vieillissant les professionnels de santé tendent à être moins vindicatifs. L'expérience aidant, ils réfléchiraient davantage aux limites de la médecine conventionnelle et auraient tendance à se tourner de plus en plus vers des pratiques non conventionnelles. Pour les pharmaciens, se former à des pratiques complémentaires leur permettrait d'élargir leur clientèle en diversifiant leur activité.

Ces deux hypothèses ne sont pas exclusives et nous pensons qu'il pourrait s'agir de deux mécanismes complémentaires qui détermineraient l'attitude des personnels de santé.

B.3. Formation à l'homéopathie

La question de la formation est de toute façon certainement centrale dans la prise de décision d'un professionnel de santé de s'orienter ou non (ou plus ou moins) vers l'homéopathie ou d'autres formes de thérapeutiques non conventionnelles. On peut supposer *a priori* qu'une formation particulière, choisie ou non par un étudiant en médecine ou pharmacie, pourrait déterminer en partie son choix sur l'avenir. C'est pour cette raison que nous avons souhaité récolter des informations sur la formation qu'ont suivie les personnels de santé interrogés. En particulier, dans le questionnaire, nous leur avons demandé s'ils avaient suivi une formation à l'homéopathie. Les réponses sont assez différentes entre les médecins et les pharmaciens (Figure 3).

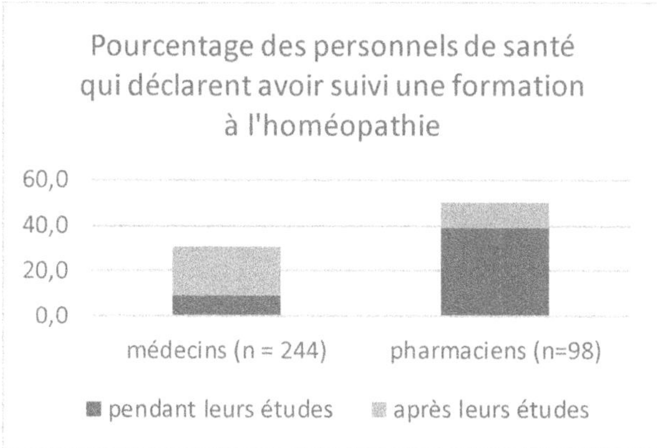

Figure 3 : Pourcentage des personnels de santé qui déclarent avoir suivi une formation à l'homéopathie.

Parmi les médecins interrogés, 74 ont déclaré avoir suivi une formation en homéopathie, soit un peu plus de 30 % de l'échantillon. Parmi eux, 22, soit environ 30 % ont suivi cette formation pendant leurs études de médecine parmi les pharmaciens interrogés, 49 ont suivi une formation à l'homéopathie, soit exactement la moitié de notre échantillon. Et parmi eux, 38 l'ont fait pendant leurs études universitaires, soit plus de 77 %. Cela signifie que jusqu'à aujourd'hui, l'enseignement de l'homéopathie était probablement beaucoup plus fréquent dans le cursus de pharmacie que dans celui de médecine. En fait, étant donné que les produits homéopathiques sont toujours vendus en pharmacie, il semble normal que les pharmaciens soient pour la plupart formés à cette pratique. Cela étant, ce n'est pas une obligation, puisqu'on voit bien que la moitié des pharmaciens de notre échantillon n'ont pas suivi cette formation. Pour les médecins, la démarche semble différente : cela semble un choix délibéré de leur part de suivre ou non une telle formation. Cela signifie que certains étudiants en médecine ont déjà probablement une opinion concernant l'homéopathie lorsqu'ils décident de suivre ou non cette formation. Dans notre échantillon de médecins, environ 89 % des médecins du groupe favorable (48) ont suivi une formation à l'homéopathie contre moins de 3 % des médecins du groupe défavorable (3). Il y a donc une très forte corrélation entre le fait d'avoir suivi une formation à l'homéopathie et le fait d'être favorable à sa pratique en tant que médecin (facteur de corrélation de Spearman : $r = 0.71$, $p < 2.3E\text{-}39$), mais il est difficile de déterminer si l'un des faits est la cause de l'autre. Pour les pharmaciens, cela semble être moins le cas, le fait qu'ils aient suivi une formation à l'homéopathie pendant les études présage assez peu de leur opinion future vis-à-vis de l'homéopathie ($r = 0.24$, $p < 0.05$).

B.4. Autres pratiques non conventionnelles

Nous avons souhaité savoir si les professionnels de santé utilisaient fréquemment d'autres pratiques de soin non conventionnelles, le but étant de déterminer si l'homéopathie avait un statut particulier dans leur esprit ou bien si elle était traitée comme n'importe quelle autre thérapeutique non conventionnelle. Nos résultats indiquent que l'homéopathie a bien un statut particulier pour certains professionnels de santé (Fig. 4).

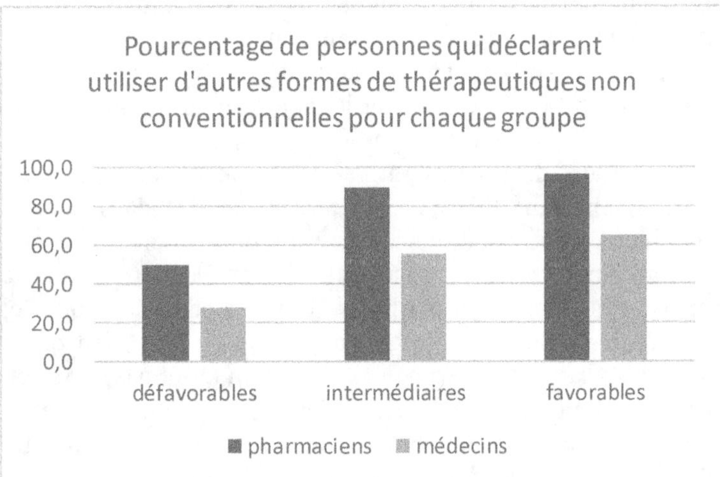

Figure 4 : Pourcentage de praticiens qui déclarent utiliser d'autres formes de thérapeutiques non conventionnelles, au sein de chaque groupe.

En effet, même si une large majorité des médecins du groupe défavorable ne pratiquent aucune autre médecine non conventionnelle, 28 % d'entre eux déclarent pratiquer d'autres approches thérapeutiques, parmi lesquelles, l'hypnose (13), l'ostéopathie ou la médecine manuelle (8), la phytothérapie (5) et l'acupuncture (4). Pour ces médecins au moins, l'homéopathie semble avoir un statut particulier. Chez les pharmaciens, cela semble encore plus fréquent, plus de 90 % de notre échantillon, toutes tendances confondues, déclarent utiliser d'autres pratiques de soin non conventionnelles. Parmi les plus citées, on trouve la phytothérapie, l'aromathérapie, la micronutrition et parmi les 12 pharmaciens qui ne conseillent pas d'homéopathie à leurs clients, 8 déclarent faire appel à d'autres formes de médecines complémentaires. Ainsi, l'homéopathie semble avoir de particulier qu'elle est la pratique de soin non conventionnelle la plus largement utilisée en France, tout en étant la plus décriée et la plus controversée. On peut supposer que ce statut particulier repose en partie sur le fait qu'elle est considérée par beaucoup comme scientifiquement irrationnelle et parce que son efficacité reposerait uniquement sur l'effet placebo.

B.5. Représentations de l'effet placebo

Les académies de médecine et de pharmacie ont indiqué dans un communiqué de presse datant du 28 mars 2019 que l'engouement du public pour l'homéopathie et la pratique de l'homéopathie chez une partie des médecins pouvait s'expliquer par une « connaissance insuffisante et/ou une sous-estimation de l'effet placebo avec attente », laissant planer l'incertitude sur lesquels auraient une « connaissance insuffisante » de l'effet placebo, entre les médecins, les patients ou bien les deux à la fois. À la suite de cette prise de position de la part des académies de médecine et de pharmacie, il nous est apparu important de déterminer si les différences d'attitudes des médecins et des pharmaciens vis-à-vis de l'homéopathie pouvaient effectivement être reliées à des représentations différentes de l'effet placebo entre les différents groupes de praticiens. D'autre part, est-ce que médecins et pharmaciens auraient des représentations différentes de l'effet placebo ?

Pour cette étude des représentations de l'effet placebo, dans nos questionnaires, nous avons posé directement la question :

« Pouvez-vous préciser ce qu'est selon vous l'effet placebo ? ». Nous avons ainsi obtenu 70 réponses de la part des pharmaciens et 190 réponses de la part des médecins interrogés.

Il s'agit généralement de réponses courtes (en moyenne, 132 caractères pour les médecins et 103 caractères pour les pharmaciens) dont on peut considérer qu'il s'agit des éléments les plus importants dans la définition de l'effet placebo aux yeux de chaque sujet. Notre hypothèse est qu'en regroupant toutes les réponses obtenues pour chaque groupe de pharmaciens et de médecins, on peut aboutir à une image représentative de la représentation des praticiens de ce groupe. La principale limite étant que le nombre de sujets interrogés n'a pas permis d'atteindre la saturation, on peut penser que certains éléments périphériques de la représentation nous échappent.

Suite à l'analyse thématique des réponses des praticiens, nous avons pu les regrouper en 3 grandes catégories (voir fig. 5, pour la carte conceptuelle qui illustre la représentation de l'effet placebo chez les médecins du groupe intermédiaire) : premièrement, une partie des réponses se rapportaient aux « causes possibles » de l'effet placebo, c'est-à-dire à l'ensemble des facteurs qui, dans l'esprit des praticiens, peuvent aboutir à la survenue d'un effet placebo chez le patient (à droite, sur la carte conceptuelle). Deuxièmement, une autre catégorie de réponses se rapporte aux « effets possibles » qui caractérisent un effet placebo (à gauche sur la carte conceptuelle). Troisièmement, un petit nombre de réponses se rapportent aux mécanismes de l'effet placebo (en haut sur la carte conceptuelle).

Ainsi, la lecture de la carte conceptuelle des médecins du groupe intermédiaire nous indique que pour nombre d'entre eux la survenue de l'effet placebo dépend, au moins en partie, de l'attitude du médecin (11 réponses en tout sur les 67 réponses données par ce groupe) ou d'une façon plus générale de la prise en charge thérapeutique (7). Certains médecins de ce groupe insistent davantage sur l'implication d'une croyance de la part du patient (16) et plusieurs précisent que c'est la relation médecin/patient qui importe (7). Nombreux sont les médecins qui insistent sur la prise d'un médicament (16) et un plus grand nombre encore précisent que l'effet placebo va intervenir dans le cas d'un traitement sans principes actifs (22). En ce qui concerne les effets, les médecins de ce groupe insistent fréquemment sur l'aspect positif de l'effet placebo (22). Certains médecins précisent qu'il s'agit d'effets psychologiques (8) et d'effets subjectifs (11), ce qui sous-entend peut-être que pour eux ces effets positifs souvent ne seraient pas réels, mais qu'il s'agirait plutôt d'une impression d'amélioration ressentie par le patient. D'ailleurs, très peu de réponses évoquent des effets physiologiques (4) (donc bien réels), si ce n'est sur les symptômes (6) qui fréquemment auront aussi une part importante de subjectivité. Parmi les réponses, peu nombreuses (14), qui font référence à des mécanismes, les mécanismes neurologiques sont minoritaires (3).

Pour le groupe des médecins défavorables, la carte conceptuelle obtenue est très similaire à celle du groupe intermédiaire. Les différences sont principalement quantitatives et s'expliquent simplement par un plus grand nombre de réponses total (80 réponses données par 107 médecins).

Enfin, pour le groupe des médecins favorables, on observe de petites différences quantitatives, notamment moins de médecins de ce groupe insistent sur l'importance de la prise d'un médicament (9), sans principes actifs (3). Ainsi, on peut lire « en négatif » que beaucoup n'oublient pas qu'un effet placebo peut être obtenu grâce à autre chose qu'un médicament (lors d'une intervention chirurgicale par exemple), et qu'il peut aussi survenir suite à la prise d'un médicament actif (l'effet placebo pouvant alors s'ajouter à l'effet pharmacologique). Au regard du plus petit nombre de réponses de ce groupe (43 réponses données par 54 médecins), on peut noter la fréquence élevée d'un item « existe aussi bien en homéopathie qu'en allopathie » (10). Ainsi, les médecins du groupe favorable semblent souvent s'efforcer de préciser que l'effet placebo n'est pas le propre de l'homéopathie.

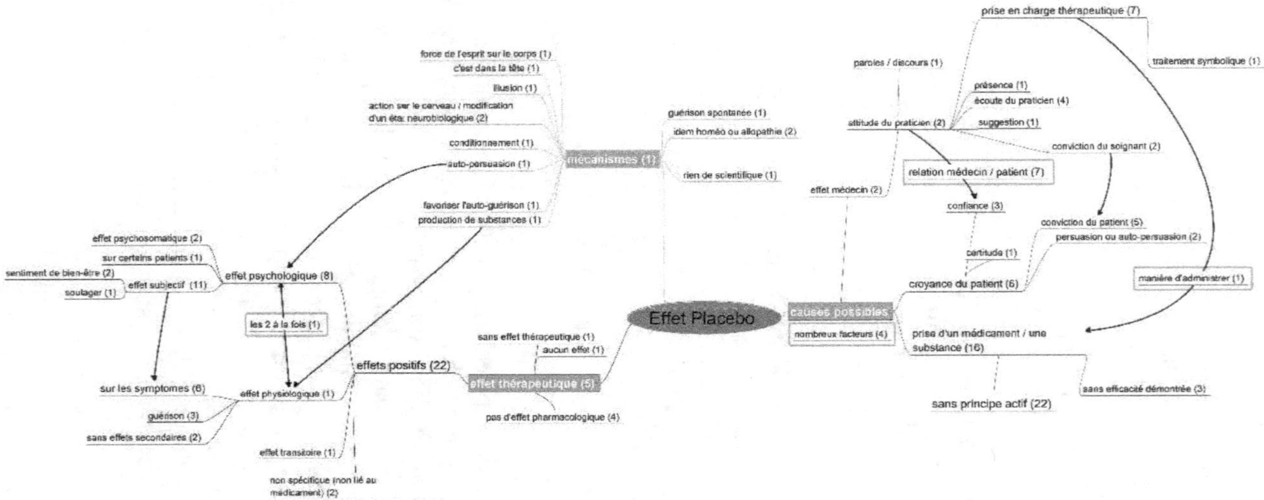

Figure 5 : Carte conceptuelle illustrant les représentations de l'effet placebo chez les médecins du groupe intermédiaire (obtenue à partir des 67 réponses données par les 83 médecins de ce groupe). La taille du texte est relative au nombre d'occurrences de chaque item, qui est indiqué entre parenthèses.

Au-delà de ces quelques différences superficielles, la grande similarité entre les cartes conceptuelles des médecins des différents groupes indique que la représentation de l'effet placebo est pratiquement la même pour tous les médecins, quelle que soit leur opinion ou leur attitude vis-à-vis de l'homéopathie et donc, que ce n'est sûrement pas une connaissance insuffisante de l'effet placebo de la part des médecins qui expliquerait leur choix d'utiliser ou non l'homéopathie. Par contre, ce qui pourrait davantage expliquer ces différences d'attitude entre les médecins, c'est l'intérêt qu'ils portent à l'effet placebo. En effet, nous avons pu montrer dans l'étude sur les médecins que ceux du groupe intermédiaire sont pratiquement les seuls qui considèrent l'effet placebo comme quelque chose d'utile d'un point de vue thérapeutique. Les médecins favorables à l'homéopathie, quant à eux, attachent beaucoup plus d'importance à une supposée efficacité propre de l'homéopathie, alors que ceux du groupe défavorable estiment que l'utilisation de l'effet placebo comme moyen thérapeutique relève du paternalisme et de la tromperie (voir l'article précédent dans cet ouvrage).

Qu'en est-il à présent de la représentation de l'effet placebo chez les pharmaciens ? À nouveau, les cartes conceptuelles obtenues à partir des réponses des pharmaciens ne présentent pratiquement que des différences quantitatives liées, pour la plupart, à un plus petit nombre de réponses (37 pour le groupe favorable et 31 pour le groupe intermédiaire, la carte conceptuelle n'a pas été réalisée avec les quelques réponses données par les 4 pharmaciens du groupe défavorable). On notera cependant une certaine surreprésentation de « la prise d'un médicament » (14 pour le groupe favorable et 21 pour le groupe intermédiaire) dans les facteurs déclenchants de l'effet placebo, par rapport aux cartes conceptuelles des médecins. Cette plus grande attention apportée à l'effet de « la prise du médicament » est sans doute à mettre en relation avec l'omniprésence du médicament dans le quotidien professionnel des pharmaciens et dans leur formation. Nous déduisons de ces résultats que la représentation de l'effet placebo est également probablement très similaire entre tous les pharmaciens, qu'elle ne diffère pas significativement de celle des médecins et qu'elle ne permet vraisemblablement pas d'expliquer les différentes attitudes vis-à-vis de l'homéopathie.

C. Conclusion

Chez les médecins, on observe une opposition très forte entre des personnes qui sont « pro-homéopathie » et d'autres qui sont « anti-homéopathie », ce qui reflète bien la controverse autour de l'homéopathie dans laquelle s'impliquent presque tous les acteurs de la société (des patients aux experts scientifiques, en passant par les sphères médiatiques et scolaires). Mais on observe également beaucoup de médecins avec un positionnement intermédiaire, plus pragmatiques, qui sont prêts à utiliser ce qu'il y a de bon, d'utile dans l'homéopathie, même s'ils ne sont pas toujours convaincus par son efficacité propre. Chez les pharmaciens, bien qu'on retrouve des positionnements similaires, l'opposition semble beaucoup moins marquée entre « pro » et « anti ». Cette différence entre les deux corps de métier est probablement liée à la différence de pratique des deux professions. En effet, pour des raisons commerciales et d'autres raisons liées à leur pratique professionnelle, les pharmaciens ont intérêt à proposer de l'homéopathie dans leur officine, ce qui les contraint à plus de tolérance envers cette pratique. Quant aux médecins, leur liberté d'exercer s'accompagne naturellement d'une plus grande liberté d'opinion qui aboutit à des avis plus tranchés sur la question.

Outre l'aspect commercial, médecins et pharmaciens ont probablement une éthique du soin différente. Alors qu'un médecin qui ne veut pas prescrire d'homéopathie va tout simplement prescrire autre chose, choisissant l'approche thérapeutique qui sera selon lui la plus efficace, le travail du pharmacien ne consiste pas à juger les patients, mais plutôt à répondre à leurs besoins. Le pharmacien tentera plutôt de soigner tout le monde quitte à en oublier ses propres convictions sur l'homéopathie. En effet, un pharmacien délivre la prescription d'un médecin en analysant la conformité de celle-ci sans toutefois porter de jugement sur le contenu ou le patient. Bien sûr, un pharmacien peut toujours conseiller autre chose, mais si un patient lui fait une demande explicite, cela sera compliqué de lui refuser le produit. Cela pourrait donc expliquer pourquoi dans les faits, il y a autant de pharmaciens qui ont un avis intermédiaire. Il pourrait être intéressant dans l'avenir d'approfondir la question du positionnement des pharmaciens vis-à-vis des pratiques de soin non conventionnelles, en relation avec les différents aspects de leur pratique professionnelle.

Dans notre recherche des facteurs qui pourraient déterminer d'une part les différences entre les groupes et d'autre part les différences entre médecins et pharmaciens, nous avons identifié le facteur âge, qui pourrait être lié à des différences de vécu, notamment pendant la formation. Notre analyse est fondée sur une approche synchronique, avec un recueil de données centré sur l'année 2019, pour les questionnaires[16]. À la lumière de notre hypothèse sur la possibilité d'un changement d'attitude vis-à-vis de l'homéopathie avec l'âge, il faudrait faire un suivi des réponses des praticiens sur plusieurs années. Concrètement, il serait intéressant de constater si effectivement les mêmes praticiens, défavorables à 40 ans, changent d'attitude à la lumière d'un événement particulier ou bien simplement avec les années de pratique.

La question de savoir si l'homéopathie présente un statut particulier dans l'esprit des praticiens mériterait d'être explorée plus directement. Nous avons fondé notre analyse sur la pratique réelle d'autres approches de soin non conventionnelles, mais il pourrait être intéressant d'interroger les praticiens sur leurs opinions, leurs sentiments vis-à-vis de plusieurs autres approches. En effet, on peut imaginer que, même s'ils ne les

[16] Le recueil des entretiens semi-directif s'est poursuivi au cours de l'année 2020.

pratiquent pas, beaucoup de praticiens défavorables à l'homéopathie regardent d'un œil différent ces autres pratiques. Et au-delà des hypothèses que nous avons formulées, il serait intéressant d'approfondir les raisons de ce ressenti particulier vis-à-vis de l'homéopathie.

La représentation de l'effet placebo diffère peu entre les différents groupes de médecins et de pharmaciens, leur opinion vis-à-vis de l'homéopathie ne semble pas en dépendre. Cette représentation de l'effet placebo semble correspondre aux définitions qu'en ont faites certains spécialistes, comme Fabrizio Benedetti qui en 2013 a publié une revue exhaustive sur les mécanismes et les facteurs en jeu dans la « réponse placebo » (Benedetti, 2013). Dans le cadre du projet Homeocss, l'étude publiée par Emmanuella Di Scala sur les chercheurs et les experts scientifiques va dans le même sens : ils ont pour la plupart la même représentation de l'effet placebo, indépendamment de leur positionnement vis-à-vis de l'homéopathie (Di Scala, 2020b). Dans cette étude, le Dr. Di Scala propose que le positionnement des chercheurs vis-à-vis de l'homéopathie soit principalement déterminé par leur ancrage soit moderne, soit post-moderne, et que leur opposition au sein de la controverse soit due à l'opposition entre leurs registres de valeurs. L'analyse qualitative des entretiens semi-directifs que nous avons réalisés avec des médecins et des pharmaciens devrait nous permettre à terme de déterminer si l'ancrage moderne ou post-moderne est également un facteur déterminant du positionnement des personnes au sein du corps médical vis-à-vis de l'homéopathie.

CHAPITRE V

L'INTERFACE MÉDIATIQUE

1. LE TRAITEMENT DE L'HOMÉOPATHIE DANS LA PRESSE ÉCRITE ET NUMÉRIQUE

Guy Lévêque[1], Sophie Demonceaux[1]

[1]Laboratoire CIMEOS Dijon, Université Bourgogne Franche-Comté

Une controverse se caractérise par sa structure triadique (Lemieux, 2007). En effet, la controverse est un différend entre deux parties, mis en scène devant un public, tiers jouant le rôle de juge. Les deux parties se voient attribuer le même droit à faire valoir leurs arguments pour convaincre le public de la véracité de leur thèse. La controverse prend racine loin du grand public, car à l'origine la controverse est un débat d'idées entre deux parties adverses ayant un statut de pairs. Sharon Dunwoody (2012), professeure émérite, École de journalisme et de communication du Wisconsin, définit : « *une controverse constitue un élément important de la couverture médiatique des sciences* ». La bonne approche, poursuit Sharon Dunwoody, dans la controverse scientifique, est de se pencher sur les preuves en mettant un accent particulier sur la répartition des experts scientifiques.

Mais parfois, la controverse scientifique voit son public s'élargir à un public de profanes, de non-experts, passant du statut de controverse scientifique à celui de controverse sociétale. Lorsqu'il s'est intéressé à la « *trajectoire* » de la controverse, Chateauraynaud a défini trois milieux traversés par la controverse lui permettant de se développer : le milieu de la conversation quotidienne, celui du débat public et celui du débat politique national (Chateauraynaud, 2014). Ainsi, il n'accordait aucun statut spécifique aux médias. Et pourtant, les médias nous semblent être des acteurs à part entière des controverses qu'ils traitent, en ce sens où ils déconfinent[17] les controverses en les rendant « *visibles et appropriables* » au plus grand nombre (Lemieux, 2007). Les médias participent ainsi à orienter le débat scientifique vers un débat sociétal.

Dans le cas qui nous intéresse ici, à savoir la controverse autour de l'homéopathie, la presse a joué un rôle important dans sa mise en débat public avec notamment la publication par *Le Figaro* d'une tribune signée par des médecins se déclarant contre l'homéopathie. En effet, une tribune, dite « l'appel des 124 professionnels » de la santé, est publié le 18 mars 2018 dans le *Figaro*. Elle dénonce le bien-fondé des médecines alternatives. On peut y lire : « *Des médecins et des professionnels de santé ont décidé d'alerter sur les promesses fantaisistes et l'efficacité non prouvée des médecines dites alternatives comme l'homéopathie. Ce collectif demande l'exclusion de ces disciplines ésotériques du champ médical* ». On y évoque le charlatanisme, la tromperie, l'abandon du titre de médecin homéopathe. La rhétorique est vive, violente, envers les confrères médecins adeptes de l'homéopathie. Cet excès déclenche une forte opposition des pairs de la profession, les anti (homéopathie) et les pro (homéopathie) pourrait-on dire. Ces derniers réagiront pour non-confraternité. L'appel est considéré comme une activation de la controverse socio-scientifique contre l'homéopathie. *Le Figaro* publiera environ trois mois plus tard un article[18] de la réaction du Conseil national de l'Ordre des Médecins : « *Le Conseil national de l'Ordre des médecins a pris position contre l'homéopathie, sans lui fermer la porte* ». En effet le texte ne fait pas référence au déremboursement, mais lors d'une conférence de presse, le vice-président de l'ordre annonçait que « médecin homéopathe » n'existe pas. La controverse qui nous intéresse est une controverse socio-scientifique : se soigner par homéopathie.

---

[17] Le terme de confinement a été développé par Callon, Lascoumes et Barthe dans leur ouvrage Agir dans un monde incertain, 2001.

[18] Thibert, Cécile, 20 juin 2018. « L'ordre des médecins prend position contre l'homéopathie ». Le Figaro.

Nous pouvons la considérer comme une controverse médicale par le rôle des médecins prescripteurs et de leurs remèdes, comme une controverse scientifique par la composition pharmacologique des médicaments (classiques ou granules homéopathiques), et comme une controverse sociale eu égard au choix du patient pour son usage.

Nous allons dans cet article montrer comment les médias, et plus particulièrement la presse écrite (papier et numérique), participent à la controverse autour de l'homéopathie en favorisant son passage de la sphère scientifique à la sphère publique. Nous commencerons par une présentation de notre corpus constitué d'articles parus sur quatre supports différents, à savoir : le quotidien *Le Monde*, les magazines mensuels *Science et Vie* et *Top Santé* et le site Internet *Topsante.com*. Nous expliquerons ensuite quelle place ces médias accordent à l'homéopathie, quel en est leur traitement et quel discours ils véhiculent autour de cette question controversée. Enfin, nous analyserons la place faite aux lecteurs dans ces médias et à travers les commentaires en ligne dans le débat autour de l'homéopathie.

A. Méthodologie : présentation des corpus

Il ne s'agit pas pour nous d'une comparaison du discours de ces médias. Nous procédons à un état des lieux de ces médias qui n'ont ni le même support, ni le même public lecteur concernant la controverse étudiée.

Il peut donc apparaître une hétérogénéité des rubriques de notre traitement liée à la fréquence d'apparition des articles entre un quotidien et des magazines.

Nous limitons notre champ de données dans les trois médias de presse à une période qui correspond à un questionnement politique et sociétal de ne plus rembourser cette médecine alternative. La période s'étend principalement de l'année 2018 à 2019. Nous présentons cependant une introduction diachronique de chaque média pour rendre compte de leur ligne éditoriale et de leur évolution.

A.1. Le Monde : un journal quotidien

En mai 1944 une information relate la sortie du livre du Docteur Léon Vannier, Homéopathie, médecine humaine, chez Albin Michel. La médecine homéopathique fait l'objet d'information depuis presque quatre-vingts ans. L'article relate déjà des discussions prometteuses : homéopathe ou non, on lira avec le plus vif intérêt ces pages alertes, persuasives, bien écrites, où il y a pour les uns beaucoup à apprendre, pour les autres beaucoup à discuter.

Depuis l'information relatée à l'occasion du livre du Docteur Léon Vannier, Le Monde a publié environ 270 articles incluant l'occurrence « homéopathie ». Ainsi, par décades, nous avons :

Années	1950-1959	1960-1969	1970-1979	1980-1989	1990-1999	2000-2009	2010-2019
Nombre articles	11	15	24	95	30	20	75

Tableau 1 : Fréquence des articles incluant l'homéopathie de 1950 à 2019.

Le discours du Monde sur l'homéopathie montre un bruit de fond et un pic pour les années 1980.

La fin des années 1980 est marquée par un fait scientifique majeur dit de la « *mémoire de l'eau* ». Fin juin 1988 un article de *Nature*, signé du Docteur Benveniste, directeur de recherche à l'Institut National de la Santé et de la Recherche Médicale (INSERM), est à l'origine d'un emballement de la communauté scientifique internationale. Cependant un mois plus tard, dans un contexte de réprobation générale des savants, *Nature,* après une enquête dans ce laboratoire, sur place, désavoue cette théorie des très hautes dilutions.

L'expérience a été désavouée par l'ensemble de la communauté d'experts scientifiques. Cette expérience signe d'une certaine manière la fin de la controverse scientifique inhérente à l'homéopathie, eu égard au fait de science. En revanche la controverse socio-scientifique n'est pas close. Nous ajouterons, pour les années 80, un fait politique : un encouragement à l'étude des médecines douces de la part du ministère de la Santé de l'époque.

La diachronie montre le suivi informationnel de la rédaction du journal *Le Monde*, dont la ligne éditoriale revendique un traitement non partisan de l'actualité.

Le Monde publie 21 articles en 2018 et 26 articles en 2019 qui traitent d'homéopathie dans le contexte du déremboursement des granules. Sur les deux années on peut repérer un bruit de fond (moyenne de deux articles par mois) et au fur et à mesure des évènements de suivi de réactions sociétales ou scientifiques, de santé, d'économie, il y a des pics de fréquence : trois en 2018, trois en 2019. L'annonce du déremboursement en juillet dans l'espace public entraîne un pic de douze articles, ce qui signe une forte réactivité du quotidien.

Date	Nombre d'articles	Thèmes argumentaires
Mai 2018	5	-la science est défavorable /l'exception française /demande d'évaluation /déclaration de la ministre
Août / Septembre 2018	8	-guerre (déclarée) entre médecins /rembourser/ économie/ enseignement universitaire
Novembre 2018	4	-médecine et croyance/corporatisme/Europe
Mai 2019	6	-discussion sur l'évaluation/Haute Autorité de la Santé (HAS) et déremboursement /économie /inquiétudes du leader Boiron
Juin 2019	4	-HAS et déremboursement / écologie politique /placebo
Juillet 2019	12	-Enseignement/déremboursement/ incompréhension/conséquences /choix du patient/des pour et des contre

Tableau 2 : Pics des thèmes argumentaires.

En moins de deux semaines, le premier avril 2018, dans sa rubrique « Sciences », Le Monde reprend les termes de l'appel des 124 : « Les médecines alternatives doivent-elles être disqualifiées ?[19] ».

La controverse socio-scientifique sur le déremboursement de l'homéopathie est réactivée. Ce sont ces articles qui vont constituer notre corpus, son analyse, et nourrir nos hypothèses sur le questionnement évoqué : les médias alimentent-ils la controverse socio-scientifique pour la muter en controverse sociétale ? Le dernier article de 2019 est en octobre. Il rappelle la décision du gouvernement en juillet sur le déremboursement.

Au cours de l'évènementiel lié au questionnement politicosocial du déremboursement d'un mode de soin non conventionnel, le quotidien Le Monde, par les thèmes développés, apporte au lecteur un reflet des idées qui circulent, que nous résumons dans le graphique diachronique ci-dessous.

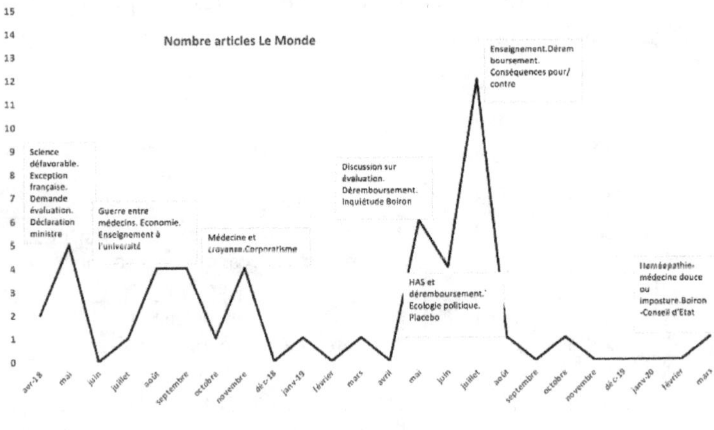

Figure 1 : Diachronie de la fréquence des articles et résumés des thèmes traités.

[19] Santi Pascale, Cabut Sandrine, 1er avril 2018. Article du Monde dans la rubrique « Sciences »

Malgré tout, l'année suivant le dernier article post-déremboursement, le 11 février 2020, nouvel article à propos de la diffusion d'un film sur ARTE : « Arte enquête sur l'homéopathie : médecine douce ou imposture » de Audrey Fournier. Puis encore, en mars 2020, *Le Monde* annonce un fait économico-social : l'entreprise pharmaceutique Boiron annonce des centaines de licenciements. Le 20 janvier 2021, à Montrichard, le site de Boiron, faute de repreneur, fermera définitivement ses portes. Ce n'est donc pas l'information de l'avis de déremboursement annoncé en juillet 2019 par la Haute Autorité à la Santé (HAS) pour Service Médical Rendu (SMR) insuffisant qui stoppe la controverse socio-scientifique.

A.2. *Science et Vie*, magazine mensuel de vulgarisation scientifique

Science et Vie appartient jusqu'en 2019 au groupe Mondadori[20]. Il s'agit d'un magazine mensuel, lancé il y a plus d'un siècle, le premier avril 1913 par Paul Dupuy[21], avec une continuité de publication presque constante. Son créateur voulut, au retour d'un voyage aux États-Unis, lancer un magazine à l'image de *Popular Science.* Il s'explique ainsi :« *Sans être scientifique, j'aime à me tenir au courant de tout ce qui se découvre, s'invente, se construit ou se projette* ».

---

[20] Il a été racheté, ainsi que *Top Santé*, par Rewold Média. Ce dernier ne donne pas toutes les garanties que demande l'ancienne rédaction de Science et Vie sur la ligne éditoriale. Pour apaiser, Reworld Média a proposé que la ligne éditoriale soit dorénavant confiée à ScienceInfo.

[21] Paul Dupuy était avec son père, Jean, sénateur, ancien ministre, proche de Raymond Poincaré, copropriétaire du quotidien Petit Parisien, quotidien.

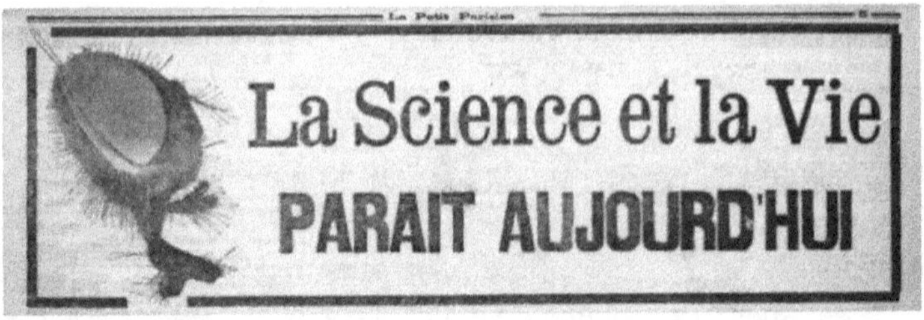

Figure 2 : Annonce du premier numéro de La Science et la Vie, dans le petit parisien du 1er avril 1913.

Science et Vie, magazine de vulgarisation scientifique grand public, se veut, à travers cent trente à cent quarante pages, le témoin privilégié du monde qui bouge, et son audience est de plus de quatre millions de lecteurs avec 260 000 abonnés.

Il peut paraître assez singulier d'avoir un corpus comprenant un média de presse de type quotidien et un média de presse magazine. Comme dit précédemment il ne s'agit pas de comparer plusieurs types de média de presse, mais de montrer comment ils participent à la controverse socio-scientifique de notre sujet. Sans comparer quotidien et magazine, il est cependant intéressant de considérer la fréquence de leur participation dans l'espace public

Années	1984-1989.	1990-1999	2000-2009	2010-2019
Nombre de numéros	19	38	7	7

Tableau 3 : Nombre de numéros du magazine où l'homéopathie est traitée, de 1984 à 2019.

De 1984 à 1999, 57 numéros évoquent des points de science explicative d'expériences sur les mécanismes d'action des granules homéopathiques qui interpellaient la communauté scientifique.

Le Monde, quotidien, intervient dans l'espace public 63 fois sur « l'homéopathie ». Science et Vie, mensuel, diffuse pour la période 2016-2019 des informations sur « l'homéopathie » dans 3 numéros.

Les numéros contiennent des articles de six à huit pages, des forums généralement sur une page, des « sciences amusantes », des rubriques « livres ». Les articles sont très documentés sur la science, les forums correspondent au courrier des lecteurs avec une réponse de la rédaction, les sciences amusantes sont souvent des expérimentations ou des compléments d'explications ponctuelles.

Science et Vie est dans un champ d'explications de savoir de science, et non dans le suivi d'événements liés au déremboursement.

Pour résumer l'un est un quotidien au fil de l'actualité, l'autre un magazine mensuel non soumis à l'événementiel sans l'exclure. En effet l'article de Science et Vie : « *Homéopathie, le début de la fin* » est diffusé en novembre 2018, six mois après la tribune des 124 à l'origine de la controverse.

A.3. *Top Santé*, magazine mensuel de vulgarisation médicale et de bien-être féminin

Le premier numéro de *Top Santé* est publié en septembre 1990. Claude Darcey[22] s'adresse dans un éditorial à ses « Amis lecteurs » pour présenter le magazine. L'éditorial du directeur utilise dans son titre une formule familière avec le lecteur. Il prévient que de grands noms de la médecine seront présents et que les médecines douces y auront une place régulière.

La ligne éditoriale de *Top Santé* restera constante. En 1990 la presse féminine s'enrichit donc d'un magazine, de la santé, de la beauté, du bien-être. L'ambition est de devenir un mensuel informatif pour guider le lecteur (la lectrice) dans son choix à préserver sa santé en « toute connaissance de cause ». Notons que

[22] Cofondateur avec Jacqueline Ducrez du magazine *Top Santé* numéro 1 septembre 1990.

Top Santé appartient au même groupe de presse *Mondadori* que *Science et Vie.*

Notre corpus commence à sa création jusqu'en 2019. Nous nous intéresserons à l'état des médecines douces et en particulier au traitement de l'homéopathie dans ce mensuel au cours de ses trente années d'existence. Notre étude portera sur une diachronie de la ligne éditoriale d'ensemble, depuis sa sortie en septembre 1990 et par période de dix ans, années 90, années 2000, années 2010.

Nous montrerons comment le lecteur est accueilli dans le magazine par les éditoriaux de bienvenue, le sommaire, les rubriques, les titres, le contenu des articles et les signatures des prescripteurs. Dans une deuxième partie, nous étudierons comment *Top Santé* réagit et traite le déremboursement des granules homéopathiques pour les années 2018 et 2019.

A.4. Topsante.com : un site d'information santé et bien-être, généraliste et grand public

La santé en ligne représente une véritable manne financière pour les grands groupes. En effet, le développement d'Internet et sa démocratisation ont modifié en profondeur les pratiques liées à l'information santé : déjà en 2007, plus de 90 % des enquêtés déclarent avoir utilisé Internet pour rechercher des informations concernant la santé dans l'année en cours. Le profil de l'internaute santé est une femme, vivant en couple, avec un niveau d'études élevé, confrontée personnellement (ou quelqu'un de son entourage proche) à un problème de santé (Renahy, 2007). Les sites liés à la santé rencontrent un énorme succès auprès de la population. Par exemple, le site Doctissimo fait partie des sites les plus consultés en France. C'est ainsi que les grands groupes de médias ont saisi l'opportunité d'investir dans ce domaine d'activité. C'est le cas de TF1 qui a fait l'acquisition de Doctissimo en 2018. Le site Topsante.com, quant à lui, appartient au groupe Mondadori France qui possède plusieurs titres de presse comme *Closer* ou encore *Science et Vie* et bien sûr le magazine *Top Santé*.

Le site topsante.com annonce dans sa charte éditoriale vouloir "*rassembler la communauté des femmes qui veulent prendre soin de leur santé*". Le site déclare proposer "*un contenu éditorial alliant proximité et sérieux, efficacité et plaisir*". Le cœur de cible du site, à savoir les femmes, est clairement annoncé et une place importante est accordée à la beauté, au bien-être, au bio et au naturel, traitée sous le prisme de la santé. Le contenu du site est indépendant de la version papier de *Top Santé*. L'ajout de contenu se fait quotidiennement au travers de publications rédigées par des journalistes et validées par des experts de santé. Le site a une dimension communautaire, notamment à travers les commentaires que peuvent laisser les internautes à la fin d'un article. Ce site appartient donc à la catégorie des sites d'information de santé grand public qui se caractérise par le caractère hybride de l'information que l'on peut y lire : médicale, de santé, de santé publique, marchande et de conseil (Romeyer, 2008 ; 2012). Ces sites sont des sites marchands, où la place de la publicité est importante. C'est ainsi que les publications à caractère publicitaire jouxtent les publications d'information, sans que l'internaute puisse forcément clairement l'identifier (Fig. 3).

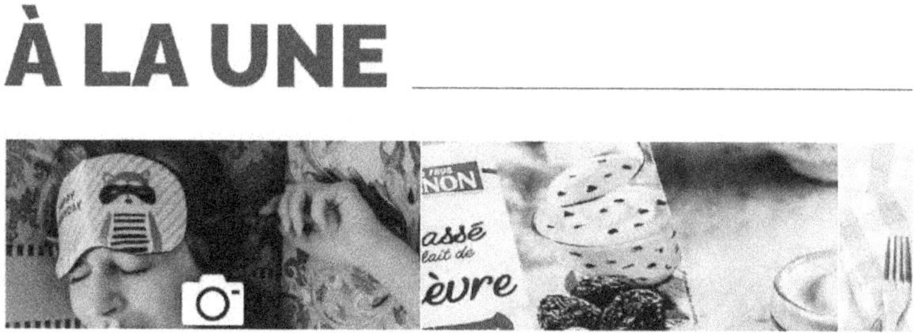

Figure 3 : Bandeau extrait de la page d'accueil du site Topsanté.

La navigation à l'intérieur du site n'est pas aisée. Par contre, celui-ci est bien référencé sur Google et garantit au site un nombre important de visiteurs mensuels. En effet, les modalités de recherche d'information santé en ligne sont semblables à toute recherche sur Internet : l'utilisation d'un moteur de recherche généraliste est la stratégie des deux tiers des internautes (Fox, 2013). Ainsi, grâce à son référencement sur Google, principal outil de recherche en ligne en France, en décembre 2020, le site comptait 13 140 068 visites.

A.4.1. Constitution de notre corpus

En posant la requête *homéopathie* dans la barre du moteur de recherche interne du site Topsanté, nous avons obtenu 437 résultats. Ces publications s'étalent de 2008 à juin 2020 (date de la recherche, figure 4). Ils constituent la base de notre *corpus*. Nous avons rempli une grille d'analyse précisant la date, le titre, l'auteur, la catégorie, les mots-clés attribués et le nombre de commentaires générés pour chacun de ces articles. Nous avons ainsi constaté que c'est en 2015 qu'est paru sur le site le plus grand nombre d'articles contenant le mot *homéopathie* (figure 4a). S'ensuivent les années 2017 et 2018. On retrouve le même classement pour le nombre d'articles comportant le mot *homéopathie* dans leur titre (figure 4b). On peut considérer que ces derniers sont des articles où l'homéopathie est le sujet principal contrairement aux articles qui ne peuvent qu'aborder rapidement l'homéopathie.

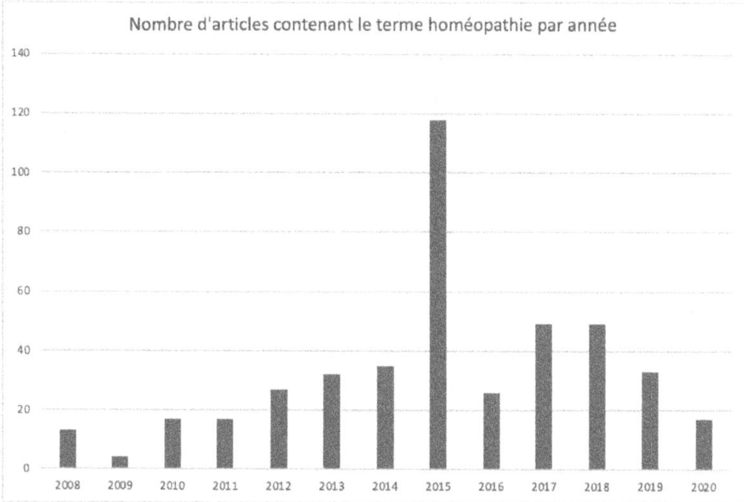

a)

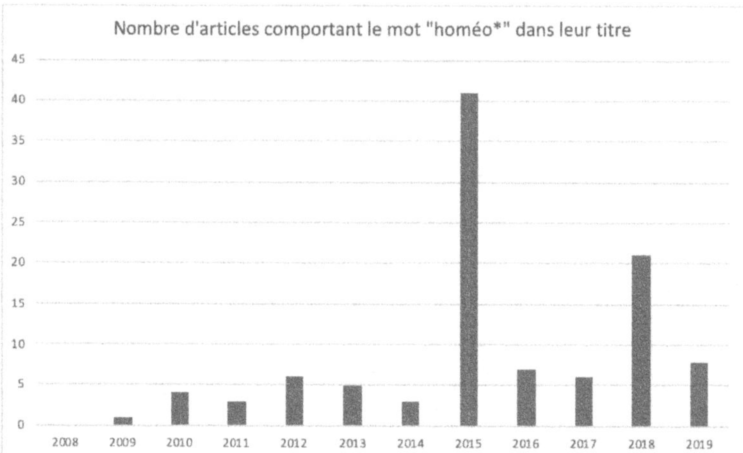

b)

Figure 4 : Nombre d'articles par occurrence, a) contenant le terme homéopathie par année ; b) comportant le mot « homéo » dans leur titre par années.

Les articles de topsante.com sont rédigés par journalistes et/ou médecins. Les 437 articles du *corpus* ont été rédigés par 51 rédacteurs différents, dont 50 femmes. Ces publications sont classées en rubriques. En ce qui concerne les 437 articles traitant de l'homéopathie de notre *corpus*, ceux-ci se répartissent en 53 rubriques différentes, correspondant chacune soit à un domaine médical (Gynécologie, Rhumatologie, Dermatologie, Psychologie), soit à une tranche d'âge (Enfant, Bébé), soit à un type de traitement (Médicament, Homéopathie, Phytothérapie, Huiles essentielles, Remèdes de grand-mère, Thérapie manuelle), soit à un symptôme et/ou maladie (Troubles ORL, Allergies, Maladies neurologiques, Fatigue, Troubles urinaires, Cancer, Troubles du sommeil, Addictions, Gastro-entérite), soit à des situations de vie particulières (Accident, Grossesse, Santé et voyage). Sur les 437 articles, 81 appartiennent logiquement à la rubrique Homéopathie (18,5 %) ; suivent les rubriques troubles ORL (12,4 %), Gynécologie (6,4 %), Digestion et Transit (5,3 %). Ensuite les articles comportant le terme *homéopathie* se répartissent dans 49 autres rubriques (pourcentages inférieurs à 5 %). Cette dispersion montre que l'homéopathie est citée dans des articles traitant de sujets très variés.

Chaque publication se voit attribuer des mots-clés (de : un à dix) situés en début d'article. Là encore, comme pour les rubriques, la dispersion est importante puisque 80 mots clés différents sont utilisés pour étiqueter les publications comportant le mot *homéopathie*. Les mots-clés utilisés le plus fréquemment sont : homéopathie (104 fois), médecines douces (85 fois), médecine (20 fois), nux vomica (16 fois), arnica Montana (13 fois), maman (13 fois), grossesse et maux de la grossesse (8 fois), Apis mellifica (9 fois), troubles ORL (7 fois), enfant (6 fois). L'analyse de ces mots-clés montre que l'homéopathie est considérée par les rédacteurs de Topsanté.com comme une médecine douce (terme rejeté par les antihoméopathie) et les mots-clés *maman* et *enfant* confirment encore une fois le ciblage du site à l'attention des femmes. Le contrat de lecture est ici bien établi : le journal inscrit sa politique éditoriale dans le champ d'une ouverture assumée vers les traitements alternatifs et la santé bien-être. Le concept de “contrat de lecture” est né dans les années 80 afin de répondre à des problématiques marketing. L’objectif pour les médias est de créer un lien fort et continu avec un public dans le but de monnayer ce lien auprès de publicitaires (Granier, 2011). Dans notre cas, l’enjeu est principalement économique puisque le site Topsanté.com est gratuit et trouve sa source de financement dans les nombreuses publicités qui occupent l’espace.

B. Résultats – traitement journalistique de l’homéopathie

La presse écrite participe à la controverse autour de l’homéopathie à travers la place qu’elle lui accorde dans ses colonnes et le traitement qui en est fait par les journalistes. Selon les médias les rédactions choisissent des présentations diverses destinées à guider le lecteur : journalistes prescripteurs, rubriques, titres…

Notre grille d’analyse nous permettra de catégoriser les éléments des contenus par thèmes et de suivre ainsi l’évolution du discours.

B.1. Le Monde

B.1.1. Les journalistes prescripteurs

Eric Scherer (2011) rappelle les missions principales des journalistes « Collecte des faits, enquête…, tri, vérification, hiérarchisation…, analyse… ». Les journalistes suivent les différents thèmes d’argumentation selon leur spécialité. Au cours des deux années étudiées, il y a un changement des journalistes intervenant.

En 2018, Pascale Santi journaliste Sciences / Santé est l’auteure d’une majorité d’articles. Ses douze articles paraissent dans les rubriques Sciences et Santé soit 57 % des articles retenus. Pour 2019, il y a une modification dans les contributions des journalistes prescripteurs. Pascale Santi intervient une fois. Paul Benkimoun, journaliste, médecin, professeur associé à l'université de Bordeaux, signe six articles dans les rubriques Santé / Société / Médecine / Économie.

B.1.2. Les rubriques

La rédaction présente les articles, avec en chapeau, un titre de rubriques. La rubrique est une aide qui permettra au lecteur un choix lié à sa culture partagée, à son domaine d'intérêt. La rubrique est un chemin à l'orientation et à l'adhésion du lecteur parmi les nombreux articles du journal.

Pour l'année 2018, d'avril à fin novembre, les vingt et un articles sont présentés au lecteur par huit rubriques : Sciences (10), Santé (3), Médecine (2), Idées (Opinions) (2), Société (1), Économie (1), Campus (1), les Décodeurs (1).

Pour l'année 2019, de janvier à octobre, les vingt-six articles sont présentés par 14 rubriques : Société - Santé (7), Sciences (2), Sciences - Médecine (2), Santé - Médecine (1), Santé - Entreprise (1), Économie - Santé (1), Économie - Médecine (1), Idées (Opinions) - Monde des lecteurs (3), Idées (Opinions) - Financement de la Santé (2), Idées (Opinions) - Santé (1), les Décodeurs (2), Campus (1), Société - Financement de la Santé (1), Économie - Entreprise (1).

Les tableaux ci-dessous (tableaux 4 et 5) font le lien, en pourcentage, du nombre d'articles dans leur rubrique respective.

2018

Nom de la rubrique	Sciences	Santé	Médecine	Idées	Société	Économie	Campus	Décodeurs
Pourcentage d'articles	48	14	9	9	5	5	5	5

Tableau 4 : Pourcentage de répartition des 21 articles dans les huit rubriques, année 2018.

2019

Nom de la rubrique du journal	Sciences	**Société Santé**	Économie Santé	Économie médecine	Idées : Monde des lecteurs	Idées : Financement Santé	Reportage	Décodeur	Sciences Médecine	Santé Médecine	Santé Entreprise	Campus	Société Financement de la santé	Idées : Santé
Pourcentage articles	8	**27**	4	4	11	8	3,5	8	8	3,5	3,5	3,5	4	4

Tableau 5 : Pourcentage de répartition des 26 articles dans les quatorze rubriques, année 2019.

Le nombre de rubriques est plus important en 2019 (14 contre 9). Le classement de la rédaction est affiné, par rapport à 2018. Une double mention apparaît dans la dénomination des rubriques 2019 : quatre titres simples et dix titres doubles contre simplement huit titres simples pour 2018.

Le doublement du titre de rubrique indique une différenciation et une évolution du contenu des articles. Divers critères d'argumentation se chevauchent lorsque, par exemple, la rubrique société est partagée avec santé, économie, ou financement. Le champ d'argumentation a évolué dans l'article.

Comparons les différentes rubriques au cours des années 2018 et 2019. Les graphiques ci-dessous montrent le pourcentage d'articles dans les différentes rubriques depuis l'appel des 124 jusqu'à la décision ministérielle du déremboursement.

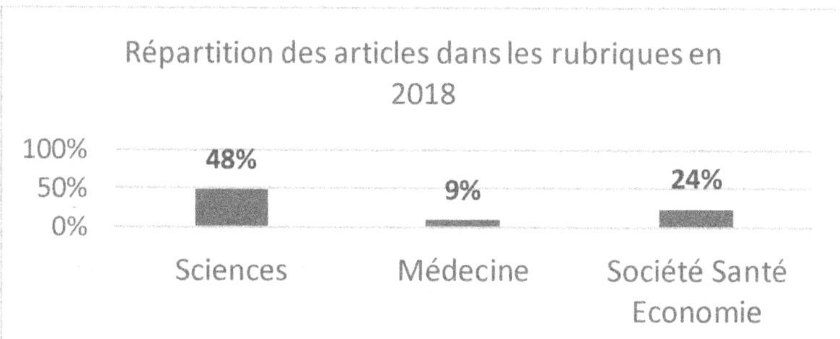

Figure 5 : Titres des rubriques en 2018.

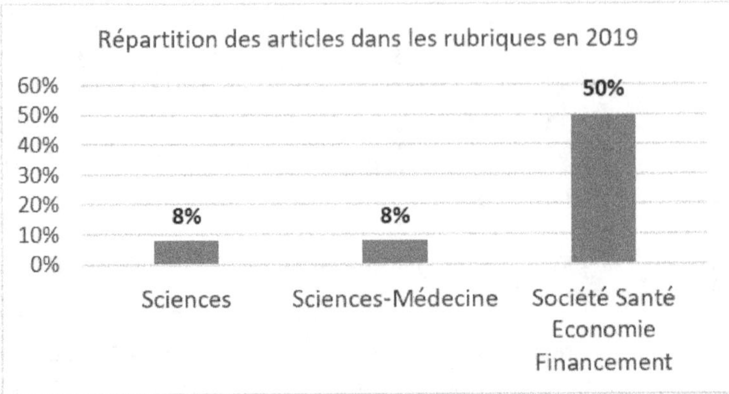

Figure 6 : Titres des rubriques en 2019.

En 2018, 48 % des articles sont classés dans la rubrique « Sciences ». En 2019, il n'y en a plus que 8 %. La rubrique « société économie » compte 24 % des articles en 2018 alors qu'elle en introduit 50 % en 2019. La rubrique médecine reste stable.

La rubrique « Sciences » diminue très fortement en 2019 pendant que les titres de rubriques font de plus en plus mention d'une dimension sociétale. Il y a donc un glissement du discours.

Cette diminution importante d'un discours classé « Sciences » s'explique par le contenu de l'appel des 124. Les professionnels adeptes de la médecine conventionnelle chargent leurs confrères « homéopathes », « *L'homéopathie, comme les autres médecines alternatives, n'est en rien scientifique. Ces pratiques sont basées sur des croyances…les remèdes ne mentionnant pas les substances qu'ils contiennent* » en utilisant des arguments basés sur la science (qui tient compte de la « chimie » des remèdes). D'où les commentaires classés dans une rubrique de « Sciences » dans les articles qui suivent l'appel.

En corollaire, une rubrique « Médecine » apparaît. Elle n'informe pas sur l'analyse du type de molécule en présence dans un granule homéopathique. Elle s'intéresse à l'usage global qui en est fait par les patients adeptes de ces remèdes. La rubrique « Médecine » est minoritaire en 2018 comparée à la rubrique « Sciences ».

Les articles de 2019 sont présentés par des titres de rubriques doubles. Elles évoquent au lecteur l'aspect santé comprenant un environnement plus large. Ils guident le lecteur vers une santé augmentée dans un contexte social, économique, et de financement.

Le glissement et la quasi-inversion de la répartition des articles dans les rubriques, de la « Sciences » à la « Société /Santé /Économie », montrent que la controverse n'est pas seulement « scientifique » (depuis l'expérience de la « mémoire de l'eau »), mais bien de nature socio-scientifique.

Les documents ci-dessous modélisent une synthèse de l'évolution du discours par les seuls titres de rubriques.

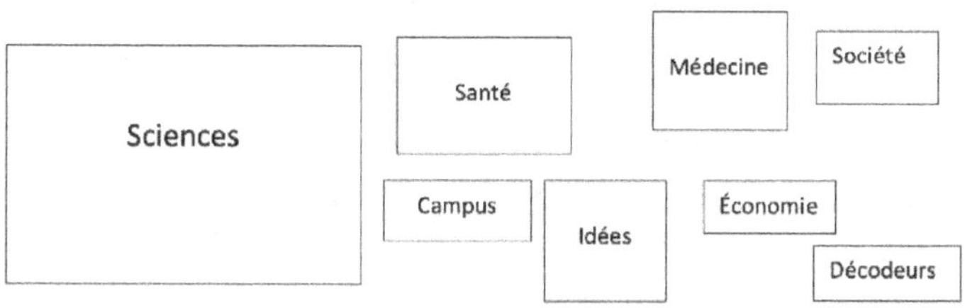

Figure 7 : Des rubriques simples pour présenter les articles de 2018.

Pour 2018, huit rubriques simples et indépendantes annoncent les articles de la controverse homéopathique. La rubrique « Sciences » est dominante (10 articles sur 21, soit 48 %). Il y a peu d'articles annonçant un usage médical des remèdes (2 articles sur 21). L'adhésion du lecteur vers l'article se fait principalement par la science.

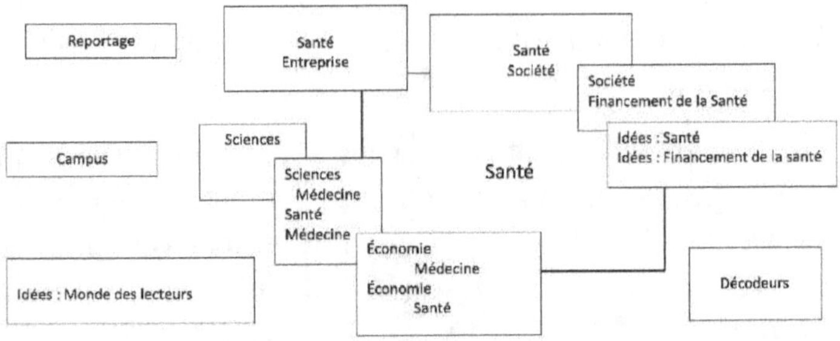

Figure 8 : Des rubriques emboîtées pour présenter les articles de 2019.

L'année suivante en 2019, la rédaction organise les rubriques en quatre simples et dix plurielles. Les rectangles représentés « emboités » illustrent des titres doubles, à deux sens.

Deux mots dans l'appellation de la rubrique suggèrent un contenu plus éclectique qui va augmenter l'adhésion du lecteur, en élargissant son choix. « Santé » facilite l'adhésion d'un lecteur de culture médicale, et « Santé / Société /… Économie » rassemble plus de lecteurs dans une culture partagée élargie.

Contrairement aux annonces de 2018, où les articles étaient dans la réponse de l'appel des 124 développant la notion d'absence de molécules actives, les titres des rubriques de 2019 guident le lecteur vers des articles dévoilant une réflexion élargie d'une controverse socio-scientifique.

B.1.3. Les titres des articles

Au cours des deux années 2018 et 2019, on peut supposer que les articles dédiés à l'homéopathie et à son déremboursement vont être liés à l'événementiel social, politique, institutionnel. L'analyse des titres des articles, en diachronie, devrait nous confirmer une potentielle évolution du discours comme nous l'avons évoqué précédemment dans l'analyse des rubriques.

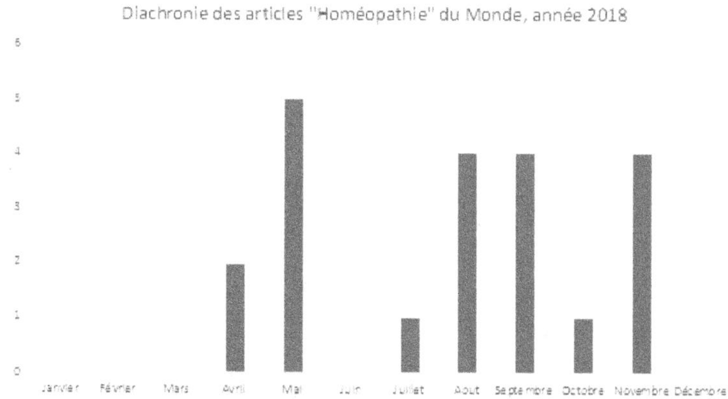

Figure 9 : Nombre d'articles à propos du déremboursement en 2018.

La diachronie des articles présente quatre pics sur l'année 2018.

Avril 2018 : Les deux premiers articles (01 et 12 avril) font suite à la tribune des 124. « *Les médecines alternatives doivent-elles être disqualifiées ?* ». Il s'agit là d'une interrogation. Le questionnement est proposé au lecteur. Il est destiné à faire le point. La ministre de la Santé[23] réagit dans un sens favorable à l'homéopathie : « *si ça continue à être bénéfique sans être nocif, ça continuera à être remboursé* ».

Mai 2018 : Trois titres ne sont pas favorables en mai. « *Homéopathie, le verdict négatif de la science* », « *Homéopathie, l'étrange exception française* », « *En 2003, l'homéopathie a été déremboursée partiellement* ». En effet le ministre de la Santé de l'époque[24] proposait de rétablir une équité entre divers médicaments. Il s'insurgeait contre le déremboursement des deux médicaments[25] traitant les allergies, largement prescrits, qui avaient passé les autorisations de mise sur le marché alors que l'homéopathie, précisait-il, n'est pas

[23] Madame Agnès Buzin.

[24] Monsieur Jean-François Mattei.

[25] Il s'agit du Zyrtec et de la Clarityne.

soumise à un contrôle. Les granules passent d'un remboursement de 65 % à 30 %.

Août 2018 : « *Rembourser ou pas l'homéopathie, un débat récurrent* », « *En Angleterre, les services de santé ne financent plus l'homéopathie* ». Ces titres indiquent au lecteur une impression défavorable, mais rapidement équilibrée par une contre-attaque des médecins homéopathes « *Après une tribune visant les médecines alternatives, les homéopathes saisissent l'ordre des médecins* », ainsi que « *Homéopathie : entre les médecins la guerre est déclarée* ». Des titres en miroir guident aussi bien un lecteur pro ou anti vers l'article.

Septembre 2018 : le 03, « *La fac de médecine de Lille suspend son diplôme d'homéopathie* », et le titre du 06 « *Homéopathie : les doyens des facultés de médecine veulent calmer le jeu* », suivi en octobre (le 26/10) « *Homéopathie : le placebo est efficace sur certains symptômes* ».

Novembre 2018 : « *Faut-il brûler la « médecine fondée sur la croyance* ?» (le 01/ 11), tandis que, à la manière d'un feuilleton, le 27/11 « *L'homéopathie sur la sellette dans plusieurs pays européens* ».

L'analyse des titres rédactionnels laisse entrevoir un contenu dichotomique de l'information. Le terme « homéopathie » est quasi présent, mais il est l'expression d'arguments pro ou antihoméopathie. Des titres multiples et équilibrés indiquent que le traitement de l'information diffusée dans l'article est symétrique. En 2018 le quotidien évoque globalement dans le titre des articles des aspects opposés qui conduisent au débat argumenté.

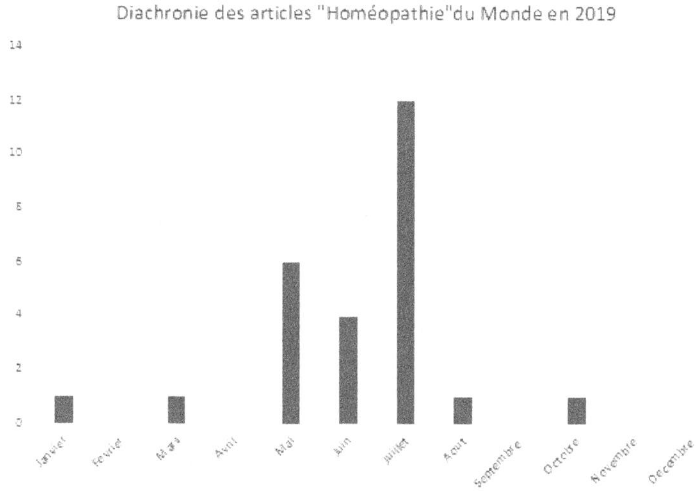

Figure 10 : Nombre d'articles à propos du déremboursement en 2019.

Pour 2019, un bruit de fond faible (un article par mois évoque le sujet) et un pic en juillet 2019.

Janvier 2019 : « *Il est temps de dérembourser l'homéopathie* » est le titre du premier article de l'année. Il rend compte de l'avis de la principale société scientifique de médecine générale française et réactive le débat.

Mars 2019 : le 28, « *Remboursement de l'homéopathie, les académies de médecine et de pharmacie disent Non* ». Rappelons que la décision politique de la ministre de la Santé s'appuiera sur l'expertise de la Haute Autorité de Santé (HAS).

Juin 2019 : le 26, « *La Haute Autorité de santé (HAS) se prononce pour le déremboursement de l'homéopathie* ».

Juillet 2019 : le 05, « *Homéopathie : les généralistes enseignants réclament la fin de son enseignement à la fac* ». Le 09 « *L'homéopathie va être progressivement déremboursée* ». La faculté de médecine va dans le même sens que la HAS.

Cependant, le 10, des titres très critiques contre le déremboursement : « *Déremboursement de l'homéopathie, Boiron dénonce l'amateurisme du gouvernement* » et « *Déremboursement de l'homéopathie : en Alsace, l'incompréhension de toute une filière* ». Le 11, « *Déremboursement de l'homéopathie : une décision logique* ». Mais aussi, *« Le gouvernement a souhaité donner un peu de temps aux industriels* ».

D'autres titres révèlent un champ sociomédical pour les patients adeptes des granules : « *Je vais continuer mon traitement homéopathique, mais tout le monde n'en aura pas les moyens* », ou un champ politique : « *Quarante-cinq députés de tout bord plaident contre le déremboursement de l'homéopathie* ».

Une adaptation du discours apparaît après l'annonce de la décision politique de ne plus rembourser les granules homéopathiques en juillet 2019. Cela peut expliquer que la teneur des titres des articles est différente de celle de l'année précédente. Ici les propositions introduites par les titres s'orientent vers des thèmes à conséquences sociales, économiques, politiques.

Ainsi le mot « déremboursement » est présent dans plus de la moitié des titres. Les titres sont présentés dans des rubriques où les mots d'économie, de santé, de médecine, de société, d'entreprise, de financement, ont remplacé la rubrique « Sciences » de 2018.

En conclusion les titres montrent une évolution du discours entre les deux années liées à l'environnement sociopolitique. Le quotidien Le Monde propose à ses lecteurs une information qui suit l'événementiel, le social, l'institutionnel, le politique dans une ligne éditoriale symétrique.

B.1.4. Les contenus des articles

L'analyse des articles permet de repérer des descripteurs que l'on pourra classer, à partir de notre grille d'analyse des contenus des articles, en catégories ou « thèmes d'argumentation ».

1- **Déremboursement** (le déremboursement des prescriptions homéopathiques)
2- **Économique** (Les laboratoires impliqués et les conséquences d'un déremboursement),
3- **Enseignement** (la problématique de l'enseignement de l'homéopathie dans les facultés, maintenir, supprimer, adapter)
4- **Scientifique** (Les arguments inhérents aux acquis de la science généralement admis par les scientifiques, les dilutions, la présence de molécules actives…)
5- **Médical** (Les actions médicales pour le patient, l'effet placebo…)
6- **Institutionnel** (Les références aux discours des académies des sciences, de médecine, européennes, la HAS, l'État…)
7- **Corporatisme** (les oppositions des prescripteurs de remèdes, les pro et les antihoméopathie).
8- **Le choix du patient (**La liberté de choisir son type de remède, le bien-être au quotidien…)
9- **Rhétorique** (Le discours des articles, bienveillant ou agressif)
10- **Origine** (l'évènement déclencheur ou initiateur de la querelle)

Tableau 6 : Grille d'analyse des contenus.

Méthodologiquement pour les comptages des thèmes présents dans l'article, nous attribuons le chiffre « 1 » si l'article contient une ou plusieurs fois le type d'argumentaire de la grille d'analyse (aucune attribution en l'absence de l'argument).

Quelques exemples de thèmes d'argumentation contenus dans les articles :

Au sujet du déremboursement, « *Sur le principe, je suis favorable au déremboursement de l'homéopathie. En effet, en*

France, la solidarité nationale prend traditionnellement en charge les médicaments ayant une efficacité substantielle pour traiter des maladies graves ou potentiellement graves. Le plus souvent, l'homéopathie n'entre pas dans cette catégorie ». Article 1, 01/04/2018. Pr Bruno Falissard.

Sur l'enseignement des futurs médecins à l'université, *« L'université doit être le seul garant de la qualité d'une formation qui est indispensable pour comprendre et connaître l'intérêt, mais aussi les limites, de ces approches utilisées par de nombreux praticiens et pour lesquelles leur avis est sollicité par de nombreux patients »*. Article 15, 06/09/2018

Un argumentaire « scientifique » sur le contenu des granules, *« L'homéopathie ...repose sur le principe de soigner par ce qui est semblable à la maladie. Cela consiste en des dilutions extrêmes d'une substance active, au point qu'il n'en reste plus ou quasiment plus*. Article 3, 21/05/2018.

L'argumentation médicale nuance l'argument « scientifique », *Placebo ? Énigmatique, le mot fait fureur, remis au goût du jour par les querelles sur le déremboursement total de l'homéopathie. Celle-ci tirerait ses éventuelles vertus thérapeutiques du seul effet placebo, une forme d'autosuggestion liée à la prise des petits granules, disent ses contempteurs, tandis que d'autres avancent que cet effet placebo, soulageant certains patients et les détournant de médicaments actifs plus coûteux, vaut bien une prise en charge de la collectivité.* Article 11, 18/06/2019. Dr Marc Gozlan, Le Monde.

Quand on évoque le choix des patients pour une médecine habituellement considérée peu dangereuse, *« ...de nombreux praticiens comme les pédiatres, les sages-femmes prescrivent des médicaments homéopathiques. Cette médecine peut être utilisée en support de traitements conventionnels »*.

Michael Joiner, auteur d'une thèse sur le sujet, chargé de cours en anthropologie (université de Pennsylvanie), « l'homéopathie manquant de preuves compense au plan moral, centrée sur l'humain ». Article 5, 21/05/2018.

« Je cotise depuis plus de cinquante ans et je n'ai pesé que très peu sur le budget de la "Sécu", on devrait être récompensés plutôt que punis », estime par exemple Geneviève, 71 ans, l'une des quelque 300 personnes à avoir répondu à un appel à témoignages lancé le 15 juillet, sur le Monde. Article 21, 20/07/2019

Le discours sur le traitement journalistique du déremboursement de l'homéopathie développe deux thèmes essentiels scientifique et médical pour informer le lecteur à mieux connaître un choix de médecine classique ou homéopathique et ainsi comprendre ce qu'est la controverse socio-scientifique réactivée en mars 2018 dans la tribune :
-des arguments de science sur la composition chimique des granules entre autres
-des arguments médicaux inhérents à leur usage effectif par le patient (que les granules soient prescrits, ou pris en automédication).

D'autres thèmes les complètent dans la controverse sur l'homéopathie réactivée en mars 2018 :
-les procédures d'un déremboursement : la question de modifier la prise en charge des remèdes homéopathiques est une décision politique qui s'appuie sur l'expertise médicale des institutions notamment de la Haute Autorité de Santé (HAS).
-l'enseignement universitaire : l'enseignement pour la formation du futur médecin est un champ argumentaire qui s'installe dans le discours. Il fera émerger un débat pour tenter de comprendre la cohérence entre sa suppression, son aménagement, ou la délivrance d'un diplôme.
-le statut de médecin et la rhétorique de leurs échanges : corporatisme et rhétorique informent le lecteur sur les relations

entre les médecins, leur engagement entre une médecine conventionnelle ou une médecine dite alternative, sur le ton de leurs échanges dans l'espace médiatique.
-le choix pour le patient : divers avis permettent au lecteur de comprendre la décision d'un patient dans son choix de se déterminer pour un type de médecine.

B.1.5. Évolution du discours

Le traitement du déremboursement dans le journal *Le Monde* suit l'évènementiel sociétal depuis le séparatisme des pratiques médicales annoncé en mars 2018 après l'appel des 124 jusqu'à la décision finale de la Haute Autorité de Santé (HAS) en mai 2019, prélude à la décision politique finale par le ministère de la Santé.

Au cours de la couverture de la controverse socio-scientifique qui s'étale sur une quinzaine de mois, le discours évolue comme nous l'avons évoqué précédemment à partir de la présentation éditoriale de la rédaction, des rubriques et des titres des articles. L'analyse de contenu des articles publiés entre 2018 et 2019 permet de préciser dans quel champ se fait l'évolution du discours.

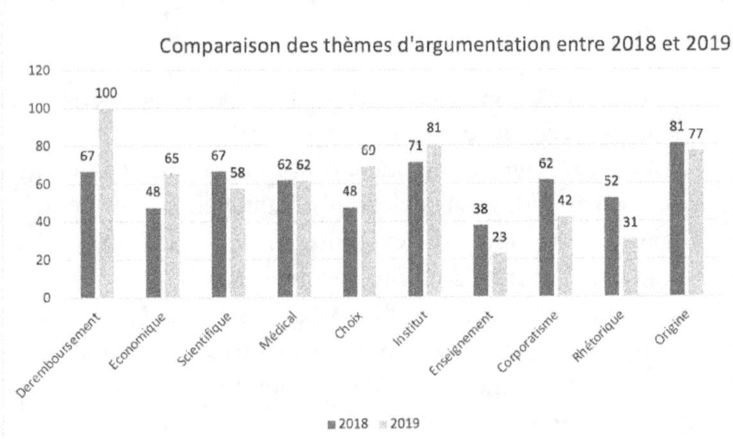

Figure 11 : Pourcentage des thèmes d'argumentation des contenus.

Le contenu des articles montre en effet une modification de la fréquence des thèmes d'argumentation entre l'année 2018 et 2019. Certains thèmes d'argumentation sont en augmentation : déremboursement et conséquences économiques, choix du patient, références aux institutions. D'autres sont en diminution : la science, l'enseignement universitaire, les oppositions entre les prescripteurs et le ton des échanges.

Globalement, 2018 informe le lecteur sur la mise en place du débat sociétal à partir d'arguments de science et de médical, alors que 2019 liée à la prise de décision politique qui intervient en milieu d'année informe sur des arguments économiques et moins conflictuels.

Le graphique ci-dessous précise le pourcentage d'écart de la fréquence des argumentaires. L'année de référence est 2018.

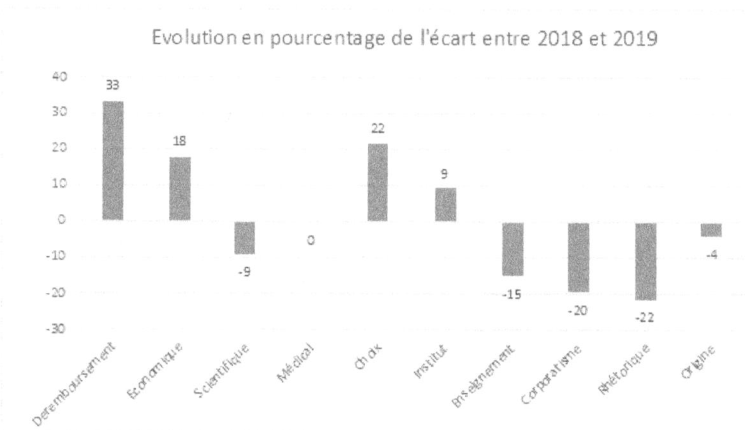

Figure 12 : Évolution du discours : différence de la fréquence des argumentaires entre 2018 et 2019.

La Haute Autorité de Santé (HAS) annonce son avis, défavorable au remboursement de l'homéopathie le 26 juin. Le ministère des solidarités et de la santé, comme attendu, suit les prérogatives de la HAS quelques jours plus tard le 10 juillet.

Les annonces faites précédemment et les réactions qui suivent les informations expliquent un certain emballement médiatique inhérent au « verdict » du déremboursement (plus 33 %), de son corollaire sur l'économie d'un groupe de pharmacie et de leurs tentatives de remise en cause de la décision (plus 18 %), des réactions du choix de patients (plus 22%), nombreux en France, attachés à leur médecine et à leur bien-être (« colère », « sidération », « incompréhension » (article du 20/07/2019).

Le discours journalistique est fortement dépendant de l'évènementiel qui se fait, eu égard à la ligne éditoriale d'un quotidien soucieux d'informer.

Par ailleurs, des catégories argumentaires diminuent. L'appel dit des 124 de la tribune contre l'homéopathie accusait des pratiques basées sur des croyances. Aussi en réponse à ces critiques, les articles en 2018, contenaient des informations de science destinées à informer au mieux le lecteur, entre croyance et savoir. La fréquence des articles scientifiques était forte. En 2019 ce type de contenu de science n'est plus d'actualité, comme si « *tout a déjà été expliqué* » au lecteur. L'objet maintenant est dans l'attente des décisions institutionnelles, d'où la baisse du thème « science » (moins 9%).

Une baisse significative est visible en ce qui concerne l'enseignement à la faculté de médecine (moins 15%). Selon l'appel des 124, il n'est pas possible d'enseigner des pratiques « *dont l'efficacité n'est pas prouvée scientifiquement* », d'où une demande d'un rejet fort. En réalité, les doyens tempèrent et sont favorables à une évolution de l'enseignement de l'homéopathie. Cette évolution du discours semble acceptée par les anti-homéopathies, et se traduit *in fine* par la baisse de la polémique sur ce sujet de la formation des médecins (et la baisse du pourcentage des articles). Le discours journalistique apparaît comme consensuel dans la polémique. Au lieu de rester sur une vision classique, excessive et clivante, il est générateur d'idées nouvelles pour enseigner.

Ainsi, rhétorique et corporatisme sont en baisse (moins 22 % et moins 20%). Après une année d'échanges induits par le discours médiatique, le climat entre les deux camps : anti et pro-homéopathie est moins violent. Comme si, là encore, le discours médiatique d'un quotidien de presse modifiait la réflexion dans l'espace public.

La réaction de porter plainte des homéopathes via l'ordre des médecins, face à une accusation de « charlatan » a tempéré la rhétorique des accusateurs et contribué à une meilleure reconnaissance à l'intérieur de la corporation.

En conclusion, nous mesurons ici l'évolution du discours journalistique. Le média de presse paraît être à l'origine, d'un *feed back*. Il contribue à diminuer la violence du discours initial. En accord avec sa ligne éditoriale, *Le Monde* apporte au lecteur les informations qui alimenteront un discours d'idées dans l'espace public.

B.1.6. Information symétrique ou asymétrique ?

Un thème argumentaire donné peut être traité de manière symétrique ou de manière asymétrique. Selon les points de vue exprimés dans les articles, les thèmes traités transmettent une information que nous repérons comme symétrique s'ils montrent à la fois un aspect argumentaire équilibré anti et pro homéopathique ou asymétrique s'ils sont exclusivement orientés dans l'une ou l'autre partie de la controverse. Nous réalisons un comptage de chacune de ces deux options, symétrique ou asymétrique, et l'exprimons en pourcentage.

Les vingt et un articles de 2018, 86 % sont symétriques par un discours homogène équilibré, 9 pourcents sont asymétriques pro-homéopathie, 5 % sont asymétriques anti-homéopathie.

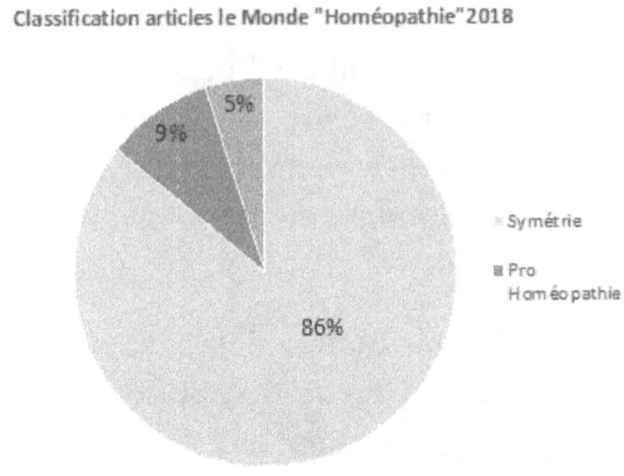

Figure 13 : Répartition des 21 articles 2018 : Symétrie, Asymétrie.

Les comptages pour 2019 sont assez voisins et respectivement : 85 %, 11 %, 4 %.

Sur ce thème de la controverse socio-scientifique, le discours du *Monde* apporte à ses lecteurs, fidèlement à ses valeurs[26] (démocratie, liberté, justice, tolérance, discriminations) une information symétrique sur les deux années.

Les observations que nous avons faites des quarante-sept articles sur les prescripteurs journalistes, les rubriques, les titres rédactionnels sont en cohérence avec l'analyse des contenus des divers thèmes argumentaires. Un traitement de l'information qui semble en rapport avec l'attendu pour le lecteur d'un média de presse quotidienne eu égard à un environnement polémique.

B.2. Science et Vie : un magazine mensuel de vulgarisation scientifique

B.2.1. La controverse scientifique de 1988

Initialement pour le docteur Benveniste, l'acceptation de la publication de ses expériences de la mémoire de l'eau (Davenas

---

[26] Maurus Véronique. Médiatrice du journal, remplace l'idée de « ligne politique » du quotidien le Monde, par des « valeurs ».

et al., 1988), dans *Nature*[27] média de référence internationale qui fait autorité dans le monde de la science et des chercheurs, a été un aboutissement après de nombreuses tentatives précédentes. Le chercheur prétendait avoir démontré un nouveau paradigme expliquant, par des preuves scientifiques de nature « chimiques » à l'appui, la raison du mécanisme de l'homéopathie. Mais une fois publiée, la théorie est condamnée. Un lecteur de Science et Vie retiendra, au fil de différents articles (Mai 1996, Mai 1988, Août 1988) comme tout citoyen intéressé par la science, que les granules homéopathiques ne contiennent plus de molécules actives.

Pascal Ragouet (2014) fait la différence entre « norme de réalisme » (liée à ce que montre une expérience, avec ses incertitudes) et « norme de vraisemblance » (qui ne peut s'opposer indéfiniment aux acquis de la science).

Ainsi dans Science et Vie de mai 1988, Michel Rouzé signe un article : « *Le torchon brûle chez les homéopathes* ». L'article est annoncé au lecteur dans le sommaire par la rubrique « Savoir », puis à l'intérieur du magazine dans une sous rubrique « Fausses Sciences ».

Une petite fable amusante, agrémentée d'un dessin humoristique représentant un homéopathe, attire le lecteur dès le sommaire : « *Mettez un morceau de sucre dans l'Atlantique. Personne ne pourra dire que l'Atlantique n'est pas sucré. Mais au goût, l'est-il ? C'est là que se situe le mur d'Avogadro par-dessus lequel sautent allègrement les homéopathes* ». Pour le lecteur de Science et Vie, plutôt familier de la science, sans être un spécialiste, l'essentiel est dit. Tout lecteur comprendra l'image de la mer sucrée, et pour les initiés, « Avogadro » fait partie de leur culture partagée. Le journaliste active leurs connaissances, même lointaines parfois.

L'introduction de l'article présente le contenu : « *Un essai contrôlé par l'INSERM met en évidence l'inefficacité totale de deux produits homéopathiques. La publication des résultats sème*

[27] *Nature* paraît toutes les semaines

la discorde dans le clan des disciples de Hahnemann. Elle pose le problème du remboursement « des médicaments qui n'en sont pas ».
Science et Vie propose pour son lecteur une information de science, ce qui est conforme à sa ligne éditoriale de média de vulgarisation. Le journaliste prescripteur joue son rôle d'informateur de science sur le type de médicament. En revanche avec l'argument du déremboursement, le journaliste sort de son rôle d'explication scientifique pour toucher le lecteur dans un autre champ, sociétal celui-là. L'allusion à la ministre de l'époque « adepte des thérapeutiques parallèles » sort aussi du champ de l'information scientifique pour rejoindre celui de la politique.
Dans le même temps, un autre média de santé à notoriété internationale, *The Lancet* annonçait le résultat d'une étude sur l'inefficacité de granules homéopathiques utilisés par de nombreux adeptes de cette médecine « douce ». Cette étude devient une véritable bombe médiatique. En effet l'étude du *Lancet* fait partie d'un programme de recherche d'évaluation des médecines parallèles mis en place sur un registre politique quelques années plus tôt, en 1985, sous l'impulsion de la ministre des Affaires sociales et de la Solidarité, madame Georgina Dufoix. Initiatives personnelles, d'intérêt général, politiques ?

In fine un média de vulgarisation scientifique apporte sa participation à alimenter ce qui est une controverse scientifique au départ, mais devient une controverse socio-scientifique dans l'espace public. Dans son ouvrage « La vie de laboratoire » sous-titré la production des faits scientifiques, Bruno Latour (1996) relate que 5 pour cent des articles qui sortent d'un laboratoire de recherche sont destinés à un public profane comme les lecteurs de Scientific American (S&V pour notre propos). L'article a un double effet : une explication scientifique « science, Avogadro, hautes dilutions » et une autre sociale sur les usages de spécialités homéopathiques qui ont la préférence des patients /citoyens.

La controverse socio-scientifique s'installe et le magazine pose la question d'un remboursement qui interroge. Trente ans plus tard, en 2018, le vocabulaire du discours se fait plus incisif, on passe d'une interrogation sur le remboursement à un « déremboursement ».

B.2.2. Les journalistes prescripteurs

Les auteurs des articles de science à Science et Vie ont généralement suivi un cursus universitaire et sont familiers du monde de la science. Michel Rouzé[28](1910-2004), après un parcours universitaire littéraire et philosophique deviendra le président fondateur de l'Association française pour l'Information scientifique (AFIS), et rédacteur en chef de la revue *Science et pseudosciences*. La ligne éditoriale est inspirée de la pensée rationaliste, séparant science et croyance.
Pierre Rossion est docteur ès sciences de l'université. Marie-Catherine Mérat est diplômée de biologie cellulaire et de neurosciences.

La formation des journalistes prescripteurs et la responsable des questions de santé à Science et Vie légitiment la ligne éditoriale du magazine. *Un entretien en 2018 avec Caroline Tourbe[29] nous confirme une ligne du magazine informant le lecteur de manière « rationnelle, scientifique ... lecteur qui en fera ce qu'il souhaite, mais il sera informé ».*

B.2.3. Les rubriques

Les rubriques changent au cours des années.

Années 1990, trois rubriques dans le sommaire : « Savoir, Pouvoir, Utiliser ». Une présentation qui annonce un savoir de science.

---

[28] Michel Rouzé est son pseudonyme pour son activité de journaliste. Michel Kokoczynski (naissance 1910 à Paris, décès 2003).

[29] Caroline Tourbe, responsable des questions de santé à Science et Vie, intervient également à France Inter dans le champ des questions de science et de santé.

Années 2000, quatre rubriques : « Actualités, Décodage, Repère, Exploration ». Les rubriques paraissent plus proches du monde qui nous entoure.
Années 2010, cinq rubriques : « Actualités, A la une, Vie d'aujourd'hui, Fondamental, En pratique ». La science est dans la vie quotidienne pour comprendre, faire le tri de l'essentiel.
Années post 2015, sept rubriques : « Actus, Science et société, Évènement, A la une, Science et technique, Science et futur, La science et la vie ». Le magazine est dans sa ligne de science vulgarisée avec une sorte de réalité augmentée pour un lecteur immergé dans la société.
Années récentes, cinq rubriques : « Actu des sciences, Science et société, A la une, Les dossiers, Bon à savoir ». Il apparaît une simplification du nombre des rubriques du sommaire, mais la liaison science et société gagne une importance relative bien que la ligne éditoriale ne change pas dans le magazine le discours de science est présenté par des titres de rubriques qui évoluent : Savoir, Actualités, Repère, Vie d'aujourd'hui, Science et Société. La science n'est plus présentée comme du seul savoir, mais peut apparaître suite à une actualité, ou encore par rapport à l'environnement sociétal.
En complément, sans être une rubrique, un « Avant-propos », sur une page précédant le sommaire, le journaliste auteur présente son article. L'avant-propos est un guide aidant le lecteur à faire son choix.

B.2.4. L'Avant-propos, le sommaire, le titre

Depuis la réactivation de la polémique avec « l'appel des 124 » de mars 2018, Science et Vie publie deux références sur le déremboursement :
-novembre 2018, l'article « Homéopathie, le début de la fin ? »
-janvier 2019, le courrier des lecteurs appelé « Forum » qui exprime les ressentis des lecteurs en réponse à l'article précédent accompagné d'une réponse de la rédaction.

La première de couverture du numéro 1214 de novembre 2018 présente une image de science ancienne, une masse marquée suivie d'une légende décalée « Le kilo devient quantique ». En bas à droite, une allusion au réchauffement climatique. En bas à gauche, une image d'un flacon ouvert laissant échapper des granules homéopathiques, accompagnée d'un encadré sur fond noir « Homéopathie, le début de la fin ? ». Il s'agit d'une accroche journalistique concernant un type de médecine qui est dans la tourmente médiatique depuis quelques mois.
La première page du numéro commence par un Avant-propos comprenant trois présentations d'articles où les prescripteurs annoncent un résumé de leur article, avec leur nom, leur mail, leur photo.
L'auteure Marie-Catherine Mérat introduit son article sous le titre : « *Une médecine basée sur la preuve ou la croyance ?* ». Environ 400 signes invitent le lecteur à choisir son article. La rhétorique est respectueuse de lecteurs aux opinions plurales qui peuvent trouver une aide pour mieux comprendre le sujet de l'homéopathie et de son remboursement : « *en tout cas il semble que le sujet ne puisse être évacué d'un simple revers de main* », et en conclusion le dernier mot « *en toute rationalité* » est une introduction pour le lecteur à qui on suggère des arguments entre science et croyance.

B.2.5. Le contenu de l'article

Nous utilisons notre grille d'analyse comprenant les mêmes thèmes argumentaires que précédemment : Déremboursement / Économique / Enseignement / Scientifique / Médical / Institutionnel / Corporatisme / Choix du patient / Rhétorique / Origine.

L'article est présenté dans la rubrique « Science et société ». Trois doubles pages, sans publicité, et près de 20 000 signes, constituent l'article. L'ensemble des thèmes argumentaires vont être présentés.

Une grande image d'arrière-plan de tubes de granules de différentes couleurs indiquant différentes dilutions accompagne le titre « *Homéopathie, le début de la fin ?* ».
Une introduction conduit le lecteur dans les thèmes qui seront développés : « *remboursement des produits...* », « *universités cessant d'enseigner...* », « *tribunes de médecins* », « *Feu des critiques* », « *...placebo* », « *les Français y croient...* ».
Le bas de la page comporte cinq petits cartouches relatant des dates importantes de l'histoire de l'homéopathie de Hahnemann (1796) au déremboursement (2019).
Le dernier cartouche rappelle « *0,69 % c'est la part que représentait en 2016 le remboursement des médicaments homéopathiques...par l'Assurance maladie* ». Cette remarque, dès la double page de titre, apporte au lecteur une information sociétale complémentaire des arguments de science habituels auquel le lecteur d'une revue de vulgarisation scientifique pourrait s'attendre. Elle explique le titre de la rubrique du magazine « Science et société ».

Suivent deux doubles pages pour le développement de l'article.
L'auteure présente ses arguments sous quatre titres :
- « *Des principes thérapeutiques sans fondement scientifique* ». Les fondements chimiques de l'homéopathie sont expliqués. Un schéma illustre ce qu'est une dilution hahnemannienne. Dans un précédent numéro (année de la mémoire de l'eau) du magazine, François Jacob, prix Nobel interviewé rappelait : « *la physique et la chimie exigent la présence de molécule* ». On retrouve la norme de « vraisemblance » déjà évoquée. L'argument est purement scientifique, lié à la chimie et aux dilutions. Le discours suit ici la ligne éditoriale de science « rationnelle » du magazine soulignée par l'auteure dans son avant-propos.
- « *Une efficacité qui se résume à l'effet placebo* ». Science et Vie admet ici une efficacité possible de l'homéopathie par effet placebo, seul argument acceptable par l'auteure puisque les granules ne contiennent plus de substance active. Cependant « *la confiance des Français dans l'homéopathie atteignait 73% en*

2016 ». L'auteure reconnaît ici la réalité sociale dans le choix du patient à utiliser les granules.
- « *Un taux de remboursement remis en question* ». Le discours change et prend une coloration sociétale réaliste eu égard au choix des patients et aux conséquences économiques : « *l'enjeu ne porte pas tant sur l'efficacité propre de l'homéopathie que sur son intérêt pour la santé publique* », « *… effet placebo … est bigrement efficace* ». La rubrique « *Science et société* » est de nouveau justifiée par l'auteure. Le sociétal prend le pas sur la science sensu stricto, pour un lecteur attaché à la science.
- « *Un enseignement devenu très problématique* ». Selon l'auteure, « *20 facultés enseignent actuellement la discipline* », « *Lille et Angers… annoncent la suppression de leur diplôme d'homéopathie* », « *il y a une place pour l'enseignement de ces choses-là dans la faculté, mais une juste place par rapport aux données…de la science* » dixit Nicolas Lerolle (Université Angers). L'hypothèse de suppression de la discipline est légitimée sur le plan scientifique puis tempérée par le fait de ne pas ignorer cette discipline eu égard à la réalité du terrain sociétal qui existe en France, où rappelle l'auteure un généraliste sur 4 prescrit de l'homéopathie tous les jours.

Science et Vie fait cohabiter science et société. Six mois séparent l'appel des 124 du Figaro de mars 2018 de l'article de Marie-Catherine Mérat. Le délai laisse supposer que le sociétal n'est pas la priorité du magazine bien que l'article soit introduit par la rubrique « Science et société ». Par les thèmes argumentaires présentés dans l'article : scientifique, médical, choix du patient, déremboursement, l'auteure est dans la ligne éditoriale d'un magazine de vulgarisation scientifique tout en rendant compte d'une réalité sociétale.

B.2.6. Évolution du discours, symétrie ou asymétrie ?

En 1988 lors de la tempête scientifique sur la mémoire de l'eau l'article de Pierre Rossion intitulé « *La vérité sur la mémoire de l'eau* » et présenté dans la rubrique « Savoir » montre que

l'objectif informationnel est entièrement lié à la science. L'article est accompagné de la sous rubrique surprenante « BLURGS » signifiant « Baliverne lamentable à l'usage réservé des gogos ». Pierre Rossion en quasi militant utilise une rhétorique étrange, discriminatoire, clivante pour de patients usagers des granules homéopathiques. Dans un autre langage, Bruno Latour (2005) rappelait que certains Américains cultivés continuaient à croire aux soucoupes volantes alors qu'elles n'existent pas.
En 30 années, les thèmes argumentaires et la rhétorique de l'avant-propos et de l'article « *Homéopathie, le début de la fin ?»,* sont différents. Ils suivent l'évolution du discours de vulgarisation scientifique souligné par Dominique Wolton (2015). Ce dernier explique les rapports entre Sciences, Techniques et Société : avant, « *D'un côté la science, le progrès et les savants ; de l'autre un public curieux de connaissance...* » et aujourd'hui, « *il n'y a plus deux acteurs, les scientifiques et le public, mais au moins quatre, la science, la politique, la communication et les publics* ».
Dans Science et Vie, le discours sur l'homéopathie change. Un glissement s'effectue d'une controverse scientifique vers une controverse où le public est pris en compte. La controverse scientifique devient une controverse socio-scientifique par média interposé.

Pour reprendre F. Chateaureynaud (2014), la trajectoire argumentative de *Science et Vie* vis-à-vis de l'homéopathie est restée la même sur le fond : un argument de science conventionnelle. Science et Vie est un magazine de vulgarisation scientifique spécialisé dans le savoir de science. Il s'adresse à un public intéressé par la science, un lecteur qui cherche à comprendre entre savoir et croyance. Cependant en ce qui concerne la controverse socio-scientifique liée au déremboursement les argumentaires de l'article de Marie-Catherine Mérat se partagent entre une présentation de l'homéopathie en référence d'une part à la science cohabitant d'autre part avec la réalité d'un usage sociétal de l'homéopathie.

Avant-propos de présentation et article de novembre 2018 sont symétriques. Par la rhétorique du discours, le lecteur est partagé entre une information scientifique et une reconnaissance sociétale. Sans se démarquer de son ancrage dans la science conventionnelle, Science et Vie participe à la controverse socio-scientifique de manière symétrique. Science et société ne sont pas opposées. Nous rejoignons le raisonnement de David Bloor entre science et société : « La société oriente la science » et non « la science oriente la société ».

B.3. Top Santé, magazine mensuel de vulgarisation médicale et de bien-être féminin

Le magazine commence généralement par un éditorial justifiant au lecteur le contenu du numéro suivi d'un sommaire annonçant la structure en différentes rubriques et sous rubriques. Historiquement dans le premier numéro d'octobre 1990, le directeur fondateur du magazine signe l'éditorial. À partir de 1996 l'éditorial est signé de la rédaction.

Un sommaire permet au lecteur de se repérer par des rubriques de contenus. L'homéopathie qui nous intéresse appartient à la sous-rubrique (ou rubrique) « médecines douces ». Les médecines douces se partagent entre phytothérapie, homéopathie, acupuncture et aromathérapie.

Les sujets évoluent au cours des années :

-Années 1990 : l'homéopathie est régulièrement traitée. Le docteur Serge Rafal, homéopathe, explique au lecteur comment mieux vivre avec des granules. Un numéro sur deux propose une automédication d'homéopathie (63 références pour l'homéopathie).

-Années 2000 : les années 2000 perdent la sous-rubrique Médecines douces. « *Les lectrices sont incitées vers les innovations précieuses de médecines à la pointe permettant de mieux soigner les maladies inhérentes aux femmes* ». Pour l'anniversaire des 20 ans du magazine, une nouvelle référence à l'environnement par la sous-rubrique « Bien être » (« *Pesticides*

non merci », « la femme écolo du mois ») est introduite. Le site de l'Internet se développe.
-Années 2010 : les liens avec l'environnement, la bonne santé en général, l'alimentation et les additifs alimentaires, les adjuvants des vaccins, et parallèlement un « cahier médecine » avec les meilleurs experts caractérisent ces années. La directrice de rédaction rappelle dans ses éditoriaux sa préoccupation des avis des lectrices qui sont alors appelées « *Chère lectrice, Top Santé vous entend* ».

Le magazine Top Sante diffuse dans l'espace public des informations de médecines éclectiques destinées à ce que le citoyen soit intéressé à sa santé et puisse ainsi la préserver dans un contexte environnemental et sociétal de la vie de tous les jours.

B.3.1. Les rubriques

Les rubriques évoluent au cours des trois décennies et le sommaire prend progressivement de l'importance pour guider le lecteur sur une double page.
-Années 1990 : deux rubriques en septembre 1990, *Santé et Beauté / Forme.* De trois à neuf rubriques en 1996 : *Actualités, Dossier, Santé au quotidien, Courrier, Beauté, Médecine, Recherche, Nutrition, Forme, Télé Santé.* La sous-rubrique *médecines douces* est omniprésente de 1990 à 1997. Pendant plus de sept années, le docteur Serge Rafal, médecin homéopathe, y propose une automédication par thème.
-Années 2000 : La sous-rubrique médecines douces qui inclut les références homéopathiques disparaît rapidement alors que dans la décennie précédente l'homéopathie est très prégnante.
-Années 2010 : Un changement majeur apparaît en 2016. « Médecines douces » jusque-là en sous-rubrique prend le statut de rubrique.
Les rubriques susceptibles de contenir des références à l'homéopathie sont inégalement réparties. Pour la décennie 1990, les magazines proposent 63 références de remèdes

homéopathiques dans 96 sous rubriques, pour la décennie 2000, 8 références pour 12, et pour la décennie 2010, 63 références pour 44 sous rubriques et 39 rubriques.

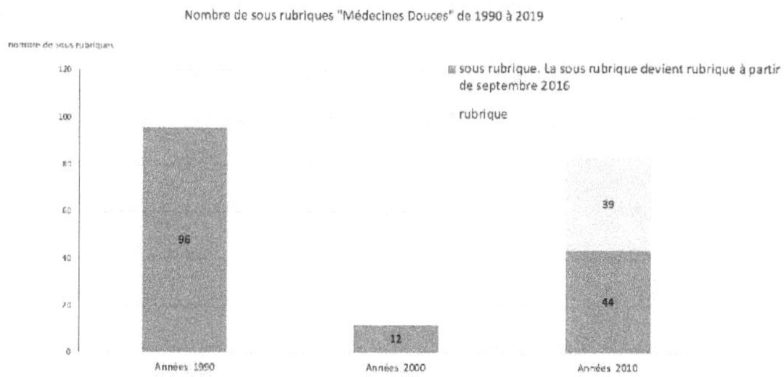

Figure 14 : Diachronie de la répartition des sous-rubriques ou rubriques « médecines douces ».

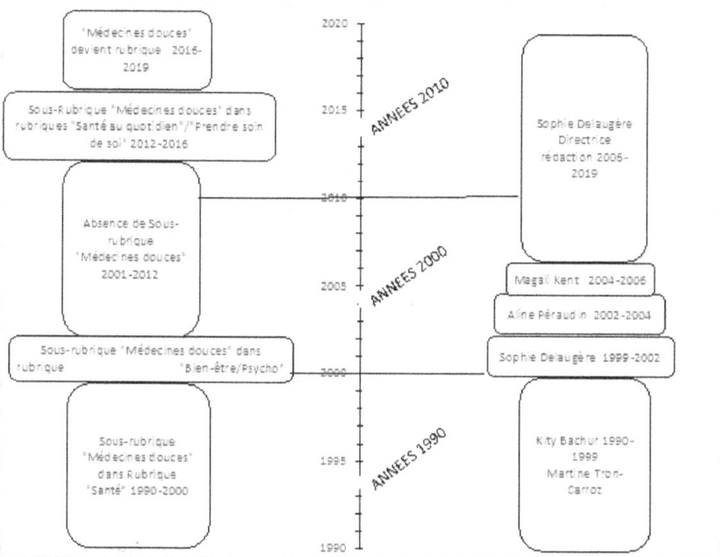

Figure 15 : Évolution des rubriques de « médecines douces » en fonction des rédactrices en chef du magazine Top Santé.

La deuxième décennie du magazine montre des hésitations dans le choix des rubriques. Elles peuvent s'expliquer par une succession de rédactrices en chef. On peut émettre des hypothèses de difficultés organisationnelles.

Le magazine invite le lecteur par un éditorial dont le titre est plus ou moins proche, voire familier de « sa lectrice » : « *édito* » (1990), « *de vous à moi* » (2000), « *bienvenue* » (2005), « *amie lectrice* » (2007), retour à *édito* (2009), *chère lectrice* (2017).
L'éditorial présente quelques idées du contenu du numéro qui se partage entre médecine conventionnelle[30] et médecine non conventionnelle ou alternative. Dans ses premiers éditos en 1990, Claude Darcey, le fondateur présentait un magazine de Santé qui s'adressait à ses « lecteurs ». Les éditorialistes s'adressent maintenant aux femmes, Top Sante a une ligne éditoriale assumée de magazine de presse féminine.
La directrice de rédaction présente dans son éditorial d'août 2008 le site www.topsante.com : « *Venez noter, contribuer, donner votre avis sur notre site* ». Le média de presse s'enrichit ainsi d'un réseau social qui permettra de faciliter les échanges entre la lectrice et les prescripteurs, mais aussi entre les lectrices. Modifier la formule d'un média risque de décevoir ou d'éloigner les lecteurs. La directrice de rédaction prend régulièrement des risques en modifiant même a minima la maquette du magazine : « *Nous avons beaucoup changé, mais nous restons nous-mêmes. Allez feuilleter, et dites-nous ! Vous nous reconnaissez ?* ».

B.3.2. Contenu des articles

Nous analysons deux années 2018 et 2019 qui correspondent à la réactivation de la controverse sur le déremboursement de

---

30 L'Académie de médecine classe l'homéopathie dans les thérapies complémentaires, l'Ordre des médecins annonce quant à lui quatre médecines non conventionnelles, alternatives ou complémentaires : l'acupuncture, l'homéopathie, la mésothérapie, l'ostéopathie.

l'homéopathie jusqu'à la décision par la Haute Autorité de Santé (HAS).

En 2018, Top Santé, propose six articles sur les douze numéros, soit 50% de références homéopathiques. Nous avons repéré dans les six articles de 2018 le lien entre d'une part les symptômes et remèdes homéopathiques et d'autre part le savoir médical apporté (tableau 7).

2018	Symptômes et remèdes homéopathiques proposés	Savoir médical apporté
Janvier	Contre le stress : six remèdes différents	Zéro risque de surdosage ou d'effets secondaires. Une règle arrêtée dès que le symptôme diminue
Mai	Canal carpien : six remèdes différents	
Juillet	Jambes lourdes : six remèdes différents	
Août	SOS petits bobos de l'été : Intoxication alimentaire, trop bons repas, Mal de gorge, Crise d'herpès, Coup de soleil, Piqûre d'insecte : une douzaine de remèdes	Enceinte ou accompagnée d'un enfant de moins de six ans
Novembre	Prévenir les syndromes grippaux : deux remèdes différents. Booster votre libido : deux remèdes différents.	**Pourquoi ça marche ?** -Principes de Hahnemann -Infiniment petites doses -Aucun danger de toxicité -Individualité du patient -Modifie le mécanisme psychologique de baisse de libido patient
Décembre	Arthrose, les remèdes homéo du Dr HUARD-Giordano, médecin homéopathe : 8 remèdes différents	

Tableau 7 : symptômes, remèdes homéopathiques et savoir médical.

Pour l'année 2019, nous repérons huit articles soit 66% de références homéopathiques (tableau 8) :

2019	Symptômes et remèdes homéopathiques proposés	Savoir médical apporté
Janvier	Bobos après les fêtes : Gastro, 3 remèdes, Rage de dents, 4 remèdes, Angoisse, 5 remèdes, Virus, 2 remèdes, Lumbago, 4 remèdes	
Février	Soulager un mal de gorge, 5 remèdes	**Pourquoi ça marche ?** -Absence d'effets secondaires -Moins onéreux qu'un produit antirhume
Mars	Mal au ventre : Diminuer les ballonnements, 5 remèdes, Colique, 2 remèdes, antitoux, 3 remèdes	
Avril	La rhinite allergique : 7 remèdes	**Comment ça marche ?** -Homéopathie prend en compte la façon dont les symptômes s'expriment chez le patient -Pas d'effets secondaires
Juin	L'anxiété : 4 remèdes	**Comment ça marche ?** -Principes de Hahnemann -Tient compte de l'individualité -Peut être utilisé par toute la famille y compris les femmes enceintes
Juillet	Les verrues : 3 remèdes	**Pourquoi ça marche ?** -Principes de Hahnemann -Doses infiniment petites -Sans danger -Tiennent compte individualité du patient -A utiliser par toute la famille, pas d'effets secondaires
Août	Bien dormir : 2 remèdes différents	**Pourquoi ça peut marcher ?** -Principes de Hahnemann -Doses infiniment petites -Aucune toxicité -Tient compte de l'individualité

Novembre	Les bons laxatifs : les solutions homéopathiques du docteur Dominique-Jean Sayous - 8 remèdes	**Livre : L'homéopathie tout simplement, Eyrolles** -Peuvent être pris aussi longtemps que nécessaire

Tableau 8 : Huit articles de *Top Santé* pour l'année 2019, symptômes et remèdes homéopathiques.

Les tableaux résument les articles sur les remèdes homéopathiques de la rubrique « Médecines douces ». Le contenu comprend des descriptions qui aident au diagnostic et apportent un savoir médical à la lectrice pour un choix raisonné d'automédication éventuelle : « Principes de Hahnemann », « Doses infiniment petites », « Tiennent compte de l'individualité du patient ».

Les remèdes homéopathiques sont souvent présentés par un tableau, sur une double page, partagé à d'autres spécialités de la rubrique médecines douces : aromathérapie, phytothérapie, les huiles essentielles.... Elles n'apparaissent pas dans notre tableau, mais dans le magazine cela augmente les choix du patient de manière comparative. Celui-ci choisit en connaissance du type de médecine qui semble lui convenir.

Des nuances de vocabulaire donnent de la précision aux titres en lien avec la nature des remèdes : « Quatre façons de calmer la rhinite allergique », « Quatre façons de supprimer les verrues ». « SOS petits bobos de l'été » introduit piqûres d'insectes ou coup de soleil... Parfois une touche sympathique peut dédramatiser des troubles du sommeil, « Quatre solutions pour bien dormir lors de la pleine lune ».

Les symptômes présentés dans la rubrique Médecines douces concernent des désagréments de santé qui ne relèvent pas de l'urgence médicale : stress, canal carpien, jambes lourdes, prévenir les états grippaux ainsi que booster la libido.

B.3.3. Symétrique, asymétrique

En ce qui concerne le rôle du magazine dans la controverse de 2018-2019, on peut distinguer des contenus complémentaires dans les informations apportées au lecteur : une information médicale de diagnostic et de remède possible accompagnée par une information de savoir / médecine.

Le prescripteur, médecin lui-même ou journaliste, sous couvert d'un expert médecin ou pharmacien, propose plusieurs types de remèdes. Ils sont présentés dans des thèmes de santé différents comme le souligne à plusieurs reprises la directrice de rédaction. Il n'y a pas d'informations comparatives entre médecine de pointe ou médecine homéopathique. Les informations sont présentées comme un état des lieux sans militantisme.

Le magazine qui propose à ses lectrices des traitements par homéopathie (un numéro sur deux en 2018 et plus encore en 2019) participe en effet à la diffusion dans l'espace public de savoirs et de remèdes liés à l'homéopathie. En cela on peut considérer qu'il alimente la controverse du moment sur l'homéopathie.

Cependant au cours de l'année 2018 *Top Santé* ne donne aucune information sur la tribune antihoméopathique de mars 2018 publiée 9 mois plus tôt dans le Figaro. En occultant la nouvelle de la tribune des 124, il n'alimente donc pas directement la polémique socio-scientifique du déremboursement homéopathique.

Une référence à la controverse arrive en janvier 2019. En première de couverture du magazine, le lecteur découvre : « *Homéopathie, pourquoi cette polémique* ? ». L'éditorial de la directrice de rédaction n'en fait pas mention, mais dans la rubrique « Actus », et la sous-rubrique « Top News » une interview sur une double page développe ce sujet. En titre « Efficacité, remboursement. Polémique autour de l'homéopathie ». En sous-titre : « depuis quelques mois, les attaques contre cette médecine alternative se multiplient ». Le magazine entre dans la polémique entre types de médecine et le discours perçu dans l'espace public. Il participe à la controverse socio-scientifique. La rédaction ajoute : « la rédaction a choisi une interview entre deux médecins pour y voir plus clair ».

Deux médecins répondent chacun leur tour à des questions : le Docteur Jean-Paul Orthiz, président de la Confédération des Syndicats Médicaux Français (CSMF) et le Docteur Antoine Demonceaux, généraliste homéopathe.

Question : « Comment expliquer cette levée de boucliers ? »

JPO : « La médecine moderne se veut de plus en plus basée sur des preuves (Evidence based medicine) ». AD : « Sur le plan science / santé, l'homéopathie conteste une évaluation qui est inadaptée à sa propre démarche. Cependant la médecine / société connaît un fort engouement pour l'homéopathie ».

Question : « Est-ce justifié de qualifier cette pratique homéopathique de dangereuse »

JPO : « Tant qu'elle est pratiquée par des médecins l'homéopathie n'est pas dangereuse...ces traitements sont dénués d'effets secondaires ». AD : « l'homéopathie... ne prétend pas traiter des maladies graves comme le cancer ... ».

Question : « Que vous inspire l'éventuel déremboursement des traitements homéopathiques »

JPO : « Si la Haute Autorité de santé conduit à une absence d'efficacité alors il semble logique de dérembourser ». AD : « un choix politique, mais non économique ».

Top Santé facilite un échange sur deux types de médecine. Sur la rhétorique, les réponses sont dénuées d'agressivité à la différence de la tribune des 124. Le discours médiatique de l'interview construit par le magazine est consensuel, sans invective, signe d'une évolution des limites langagières et d'écoute mutuelle. Une difficulté subsiste : le protocole d'évaluation de ces deux types de médecine.

Suite à la décision de la Haute Autorité (HAS) et de la décision gouvernementale de dérembourser l'homéopathie, la directrice de rédaction, rédige un édito en septembre 2019, « À propos d'homéo… ». Le terme est familier, mais le texte s'adresse à des lectrices au fait du sujet. Un terme choisi qui n'est pas dans la polémique au contraire.

La directrice de la rédaction après la nouvelle actée du déremboursement des spécialités homéopathiques rédige en septembre 2019 un éditorial axé sur la médecine / société « *Chez Top santé, nous continuerons à vous parler d'homéopathie, comme de tout ce qui est disponible et non dangereux pour se soigner. Car, in fine, c'est vous qui prenez en charge votre santé* ». Le magazine Top Santé construit article après article un discours très symétrique.

La volonté éditoriale de proposer un savoir / médecine pluriel alimente la controverse socio-scientifique. Le discours journalistique très symétrique laisse le choix au lecteur de se positionner en connaissance de cause dans telle ou telle circonstance pour sa santé et pour la diffusion ultérieure des idées : « les médias en général …façonnent l'opinion publique (Eveno, 2010) ». Les médias alimentent la controverse qui passe de controverse scientifique à controverse socio-scientifique.

B.3.4. Le site Top Santé : un discours journalistique favorable à l'homéopathie conformément à la ligne éditoriale

À l'intérieur de notre *corpus* constitué de 437 articles, nous avons choisi d'analyser plus finement le contenu des articles de l'année 2018 et les commentaires les accompagnant. En effet, l'année 2018 marque un moment fort du débat autour de l'homéopathie et plus précisément de la question de son remboursement par la Sécurité sociale. C'est, rappelons-le, l'année de la publication de "l'Appel des 124" paru dans *Le Figaro*. En cela, il nous a semblé pertinent de faire un focus sur cette année précisément. Cette sélection représente 45 articles dont 21 comportent le terme homéo* dans leur titre. L'analyse de ces 45 articles a été menée manuellement à travers une analyse thématique et sémantique opérée à l'aide d'un système de codification.

Nous distinguons deux types d'articles : les articles comportant le mot *homéopathie*, *homéopathique* ou *homéopathes* dans leur titre (21 articles en 2018), puis les articles comportant le mot homéopathie dans le corps du texte, mais pas dans le titre (24 articles en 2018). Nous considérons que l'homéopathie est le sujet principal des articles de la première catégorie, alors qu'elle n'est qu'un sujet secondaire ou associé pour les autres articles. En effet, nous avons pu observer à la lecture de l'ensemble du *corpus* qu'une publication liée à un symptôme (par exemple, aphte, mal de gorge) présente systématiquement plusieurs solutions naturelles comme la phytothérapie, les huiles essentielles, mais aussi l'homéopathie.

L'analyse des titres permet de distinguer deux types d'articles (Tableau 9)

- les articles présentant l'homéopathie comme solution pour lutter contre des symptômes
- les articles traitant de l'actualité liée à l'homéopathie

L'homéopathie comme solution pour lutter contre des symptômes (12 articles)	L'actualité liée à l'homéopathie (9 articles)
Homéopathie : des solutions contre le stress existent	Homéopathie : la ministre favorable au maintien du remboursement
Eczéma : les solutions de l'homéopathie	Homéopathie : le remboursement va-t-il prendre fin ?
Quel traitement homéopathique pour soigner une conjonctivite ?	Que pensez-vous d'un éventuel déremboursement de l'homéopathie ? (sondage)
Pollens : l'homéopathie pour soulager les allergies	Homéopathie : la mise au point de l'Ordre des médecins
Composez la trousse homéo de bébé	Le médecin prétend "remédier" à l'homosexualité via l'homéopathie : une enquête ouverte
Quel traitement homéo pour les jambes lourdes ?	Après la tribune "antimédecines alternatives", les homéopathes contre-attaquent
La trousse homéo pour des vacances zen	La fac de Lille suspend son cursus en homéopathie
Grossesse : la trousse homéo de la femme enceinte	74 % des Français jugent l'homéopathie efficace
Grossesse : les remèdes homéo contre les remontées acides	L'avis sur le remboursement de l'homéopathie repoussé au printemps
Sinusite : les solutions homéo	
Rhume : 9 ordonnances homéo	
L'homéopathie, ma solution contre la grippe	

Tableau 9 : Titres des articles

Les titres ne sont pas construits de la même façon selon la catégorie à laquelle ils appartiennent. Les titres de la première catégorie sont plus courts que les titres des articles liés à l'actualité. Les premiers confortent le ciblage sur les femmes, annoncé dans la charte éditoriale du site. En effet, on constate que les thématiques abordées dans certains articles concernent prioritairement les femmes (la grossesse, par exemple). Ces titres jouent sur la proximité avec les lectrices en utilisant par exemple le pronom possessif "*ma*" ou en utilisant le diminutif d'homéopathie ("*homéo*"), largement employé par les consommateurs d'homéopathie. Dans ces titres, la forme interrogative n'est que peu représentée et lorsqu'elle l'est, ce n'est pas pour interroger l'efficacité du produit, mais c'est pour se demander quelle souche homéopathique serait la plus utile pour un symptôme particulier : "*Quel traitement homéo pour les jambes lourdes ?*". Les titres ne laissent donc aucune place au doute sur le fait que, selon les rédacteurs du site, l'homéopathie est une solution à une grande variété de maux. Le champ lexical employé est également révélateur puisque l'on trouve accolés au terme d'*homéopathi*e des mots comme : *solutions*, *soigner*, *traitement*, *remèdes*. Plusieurs titres appellent à se constituer une "*trousse homéo*", insistant ainsi sur le fait que son efficacité encourage à se prémunir de certains *bobos* ou pour gérer certaines situations (grossesse, départ en vacances). Ces articles, que l'on pourrait qualifier d'articles de bien-être, confirment la ligne éditoriale du site qui promeut le bien-être, le naturel, notamment au travers de la promotion de médecines douces, comme l'homéopathie.

Les titres des articles en lien avec l'actualité de l'homéopathie, quant à eux, sont plus informatifs, le vocabulaire employé y est plus riche et plus précis. On y retrouve davantage les codes de l'écriture journalistique. En 2018, la question du déremboursement était au centre de l'actualité médicale et sociétale. Le site de *Top Santé* s'est saisi de cette actualité et l'a traitée dans plusieurs publications. Ces articles traitent principalement du débat suscité suite à la tribune signée par 124 médecins dans *Le Figaro* contre les *fake médecines* et présentent les faits de manière objective. Notons que ces 9 articles représentent quasiment la moitié des commentaires suscités par l'ensemble des articles en 2018.

Sur le contenu même des articles, nous avons mené une analyse lexicale de notre corpus (nous indiquons entre parenthèses le nombre d'occurrences des mots les plus fréquemment employés dans l'ensemble du corpus).

Pour parler d'homéopathie	granules (94) / médicament homéopathique (31) / traitement homéopathique (25) / remède homéopathique (22) / homéo (21)
Les verbes employés à proximité du terme homéopathie	prendre (29), consulter (10), utiliser (9), donner (8) et soulager (14) / soigner (8) / prévenir (3)
Les adjectifs employés avec le terme homéopathie	petit (17) / pratique (11) / efficace (6) / utile (4) / essentiel (4) / complémentaire (4) / nécessaire (3) / indispensable (3) / favorable (3)
Termes en lien avec la posologie	jour (86) / fois (68) / symptôme (30) / soir (26) / cas (25) / posologie (22) / matin (21) / dose (21).

Tableau 10 : Occurrence des termes employés dans les articles traitant d'homéopathie.

On constate que les termes employés dans les articles traitant d'homéopathie sur le site *Top Santé* lui sont plutôt favorables. Par exemple, l'expression « médicament homéopathique » est une expression rejetée par les individus anti-homéopathie. Par conséquent, son emploi situe le site dans une ligne plutôt favorable à l'homéopathie. De plus, l'emploi du diminutif « homéo » - largement employé par les consommateurs d'homéopathie - inscrit le site dans une ligne éditoriale là encore plutôt favorable à l'homéopathie en créant une proximité avec ses lecteurs. Cette proximité avec les lecteurs s'opère également à travers les « conseils homéo » ou « ordonnances homéopathiques » qui se présentent sous la forme de posologies adaptées à des symptômes très précis et individualisés. On y retrouve des formulations inclusives du type « J'ai le trac, je prends Gelsenium ».

Dans les articles, l'homéopathie est souvent associée aux autres médecines douces (phytothérapie, aromathérapie, acupuncture, médecine chinoise). Les avantages de l'homéopathie y sont largement cités :· zéro risque de surdosage, pas d'effets secondaires, sans risque, aucune toxicité, individualisation du traitement… Ainsi, une vision très positive de l'homéopathie prédomine et peu de place est laissée au doute : « N'hésitez pas à consulter un homéopathe qui saura vous proposer le traitement de fond qui aura le plus de chance d'être efficace », « Calcarea carbonica est le médicament homéopathique des peaux malsaines ».

B.4. La parole donnée aux non-experts

B.4.1. Le forum de *Science et Vie*

Le courrier des lecteurs est présent dans Science et Vie par un « *Forum* ». Il contient à la fois des extraits de courriers des lecteurs et à la fois des commentaires de la rédaction.

Nous présentons trois *Forums*, deux en synchronie (1988) concernant des expériences de la controverse scientifique dite de la « mémoire de l'eau », inhérentes aux travaux du Docteur Benveniste sur le mécanisme d'action de l'homéopathie. Le troisième forum, plus récent (2019), correspond au thème du déremboursement des granules homéopathiques.

Le schéma suivant permet de resituer les trois forums et leur article initiateur :

	Mai 1988	Juin	Juillet 1988	Août 1988	Sept	Octobre 1988	Novembre 2018	Déc	Janvier 2019
Titre de l'article	Le torchon brûle chez les homéopathes			La vérité sur la mémoire de l'eau			L'homéopathie. Le début de la fin		
Auteur	Michel Rouzé	Science Médecine →		Pierre Rossion	Science Savoir →		Marie-Catherine Méral	Science Société →	
Titre du Forum			0 mais Ô pathologie			Affaire Beneveniste			L'homéopathie. Le débat sans fin

Tableau 11 : Articles initiateurs et forums de 1988 et de 2018-2019.

B.4.1.1. Forum « 0, mais Ô pathologie »

Le courrier est une réponse à l'article « Le torchon brûle chez les homéopathes ». L'article de référence au courrier des lecteurs

occupe quatre pages et demie dans le numéro de mai 1988. Il est illustré d'images amusantes, caricaturales sur l'homéopathie. Nous le classons en « Science / Médecine » compte tenu de son contenu détaillé d'une expérience médicale[31] en double aveugle utilisant les granules homéopathiques *Raphanus 5CH* et *Opium 15CH.*
Le titre du courrier du forum (3400 signes sur deux colonnes) « *O mais « Ô » pathologie* » est un jeu de mots de la rédaction qui constitue déjà une mise en scène en réponse aux trois lecteurs dont on rapporte quelques propos. La mise en scène peut être interprétée comme un clin d'œil à l'article initial, amusant ou ironique ? Le O peut être lu comme la lettre de l'alphabet, le mot eau, ou le chiffre zéro…le « Ô » comme une forme d'exaltation…

Un préambule de la rédaction rappelle que l'homéopathie suscite des questions de la part des lecteurs. « *Comme à chaque fois que nous publions un texte sur l'homéopathie (...) nous recevons des protestations* » est une diatribe de critiques chimique, physique, médicale négatives sur l'homéopathie. La rédaction justifie d'autorité le texte initial publié deux mois auparavant où la science est la seule explication du rejet de cette médecine.

[31] Essai thérapeutique sur le fonctionnement de l'intestin en post opératoire.

Titre : O mais Ô pathologie		Argument du journaliste aux propos du lecteur
Argument du journaliste (en préambule)	Sachons que l'Homéopathie ne repose : -ni sur des bases chimiques -ni sur des bases physiques -ni sur des bases médicales	
1er courrier : M. Mme X de Rouffignac	-attaques hâtives, hors mesures, déplacées -conseil « amical » donné au journaliste : aux premiers éternuements dus à un refroidissement, prendre toutes les deux ou trois heures de la teinture…	-les superstitieux portent bien sur eux des pattes de lapin et autres talismans -Référence à « ce brave M. Hahnemann »
2e courrier : M. Y de Nice	-s'il n'y avait jamais eu de cas de guérison ou soulagement, il me semble que le remède aurait été abandonné.	
3e courrier : Mlle Z de Cressensac	-Déplaisant -*Raphanus* et *Opium* intéressants, mais dignes d'intérêt -règlement de compte -rapport de querelles de laboratoires indigne d'en faire état	-Nous restons fidèles à notre mission d'informer dans le savoir -Signaler les assertions fausses

Tableau 12 : Titre, extraits des courriers, arguments de réponse de la rédaction.

Un premier couple de lecteurs certainement adeptes convaincus des remèdes homéopathiques ne sont pas disposés à changer d'avis allant même, par humour, jusqu'à donner des conseils au journaliste auteur. Des lecteurs prohoméopathie, pourrait-on dire.

Un deuxième lecteur répond avec le sens commun. Il n'est peut-être pas un adepte, mais émet le doute sur un discours de bon sens eu égard à l'usage commun de l'homéopathie dans la société.

La rédaction répond dans la moquerie à des lecteurs osant écrire au magazine ne pas être convaincus par l'argumentaire de l'article initial. Le mépris affiché de la rédaction à l'encontre de l'homéopathie clivant, ironique, donne la signature très scientiste du magazine… mais nous sommes en 1988, dans la mouvance d'une controverse scientifique et non sociale.
La troisième lectrice n'a pas été convaincue par des propos choquant où l'argumentaire lui évoque des « règlements de comptes ».

Le lecteur « profane » diffuse une argumentation du lieu commun ou de la croyance. La réponse du « journaliste expert » redit de nouveau que seule la science peut trancher. La revue prend les remarques des lecteurs comme des protestations à des normes de science généralement admises avec peu de considération pour ses lecteurs. En 1988 la vulgarisation scientifique exprimée par la revue est à deux acteurs, le chercheur et le journaliste, sans prise en considération des patients de la bulle sociale.

B.4.1.2. Forum « Affaire Benveniste »

L'article initiateur du Forum « *La vérité sur la mémoire de l'eau* » comprend neuf pages où le journaliste Pierre Rossion fait la critique méthodologique et scientifique des expériences du Docteur Benveniste et relatée dans Nature fin juin1988.
Le forum apparaît quatre mois plus tard, en octobre, sur deux pages et demie et 14 000 signes. Il s'agit d'un forum singulier dans la mesure où il n'est pas une réponse à des lecteurs sur l'article, mais une surenchère à l'article initial. Il s'agit d'un discours entre experts sur la critique des expériences du Dr Benveniste qui avaient été désavouées par Nature et par l'ensemble des chercheurs internationaux pour non-conformité aux données généralement admises par la science. La critique ne se limite pas aux expériences, mais déborde sur la personnalité du Dr Benveniste, voire sur des travaux publiés il y a plus de 15 ans.

Le titre du forum « *Affaire Benveniste* » est violent tout comme l'introduction : « Avec le sens de l'honneur qui lui est bien particulier, le Dr Benveniste ne répond pas à notre article...bien évidemment il nous taxe de mauvaise foi »
Ce forum devient un complément d'information de l'article initiateur « La vérité sur la mémoire de l'eau » sans avoir pris connaissance des réactions du lecteur. Un forum particulier dans l'écriture et le contenu. La rubrique Forum prend ici la forme d'une tribune grecque ou les experts (ici le journaliste prescripteur) haranguaient les citoyens (les lecteurs du magazine) avec leurs propos experts.
Le contenu argumentaire du forum n'est pas ici modifié eu égard à l'article initial. Le magazine diffusera certes les arguments de science dans l'espace public, mais en restant limité dans une controverse scientifique sans pragmatisme sociétal.
La controverse socio-scientifique sur l'homéopathie sera réactivée, notamment par l'académie de médecine sans aboutir en 2004. Le ministre de la Santé de l'époque[32] ne modifiera pas les choses. La décision sera toute autre entre 2018-2019.

Un lecteur informé est susceptible de donner son avis en connaissance de cause d'où le rôle du magazine de vulgarisation scientifique. Nous présentons ci-dessous le forum / courrier des lecteurs où l'objet science (la mémoire de l'eau) s'efface au profit de l'existence des granules devenus des objets d'un type de médecine

B.4.1.3. Forum : « Homéopathie : le débat sans fin »

Après un délai d'un mois, la parole est aux lecteurs dans le Forum sous un titre en miroir avec l'article de référence de novembre 2018 « *Homéopathie le début de la fin* » publié en pleine controverse socio-scientifique sur le déremboursement de l'homéopathie. Il s'agit d'un forum d'environ 4000 signes, dédié exclusivement à un seul article sur une double page, ce qui est

---

[32] Le docteur Philippe Douste-Blazy, cardiologue.

assez inhabituel pour le magazine, et augure de l'importance du sujet traité. La mise en page éditoriale reprend la double page introductive de l'article concerné.

Le titre Forum « *Homéopathie le débat sans fin* » laisse suggérer que la rédaction est consciente de la difficulté à modifier les choix des citoyens comme si elle était persuadée d'avoir tout (re)dit dans l'article de référence. L'article de référence était symétrique dans son ensemble. Le forum présente 5 réactions, 4 pro-homéopathies et 1 anti-homéopathie :
-les pro-homéopathies : « *Et les animaux alors ?* », le lecteur prend cette observation comme étant favorable à l'efficacité de l'homéopathie où les granules ne peuvent pas agir par effet placebo. Le journaliste répond en expliquant une expérience contradictoire. « *Qui a donc financé cet article ?* BIG Pharma est soupçonné. Le journaliste argumente du contraire. « *Faut-il aussi douter des vaccins ?* » ce lecteur prend les faibles doses par analogie aux vaccins. Le journaliste explique qu'il y a un paradoxe, mais que le vaccin homéopathique Influenzinum ne contient pas de molécules. « *Quid de la mémoire de l'eau ?* » peut-être trouvera-t-on à l'avenir la possibilité de détecter des substances de faible concentration s'interroge le lecteur.
-les anti-homéopathies : « *Étonnant paradoxe* », un médecin lecteur est rassuré de voir que Science et Vie va dans son sens, qu'il trouve paradoxal qu'un médicament sans substance puisse soigner.
Le commentaire global de la rédaction montre que pour le magazine, la science l'emporte : « *Ainsi maintenons-nous les conclusions de notre article puisque ce sont celles de la science* ». Un magazine constant dans ses réflexions et ses explications depuis trente ans. La rédaction ajoute, aussitôt, et sans doute selon l'abondance des courriers moins sensibles à une science du savoir qu'à une science et société « *Mais notre forum n'en serait pas un si nous ne vous ne donnions pas la parole* ».

Les discours des courriers ne comportent pas de critique sur l'enseignement, l'institutionnel, le corporatisme des médecins prescripteurs, le choix du patient, l'origine de l'article, bien que l'article initial de novembre abordât ces thèmes. La rhétorique est respectueuse des deux parties, aucun langage d'écart envers les deux parties entre la réponse éditoriale et la remarque du lecteur, ce qui est très différent du commentaire journalistique de « *O mais Ô pathologie* » du courrier des lecteurs de1988. Le discours journalistique et sa rhétorique évoluent lors du glissement de la controverse scientifique initiale en controverse socio-scientifique.

Cependant la rédaction, après chaque propos des lecteurs « pro-homéopathie », répond dans une contradiction en revenant sur son argumentaire qui est sa référence : la science. On rejoint ainsi le « *Ainsi maintenons-nous les conclusions de notre article puisque ce sont celles de la science* » (texte du journaliste prescripteur pour sa présentation du forum).

On pourrait aussi interpréter l'abondance des courriers présentés comme une stratégie éditoriale permettant d'ajouter des arguments envers des lecteurs encore hésitants : « animaux », « vaccins », « Big Pharma ».

B.4.2. Les commentaires en ligne sur le site topsante.com

À l'instar d'autres sites de médias en ligne, le site topsante.com offre la possibilité aux internautes de laisser un commentaire à la suite de chaque publication. Pour cela, il leur suffit de cliquer sur le bouton *Commenter* et de rédiger leur commentaire. Ils peuvent indiquer un pseudonyme, mais ce n'est pas obligatoire. Si aucun pseudo n'est choisi, il est inscrit *Anonyme* en haut de leur commentaire. Pour réagir, il n'est pas nécessaire de s'inscrire ou de s'authentifier. Il n'y a pas de modération sur le site. C'est ainsi que les publications de notre *corpus* ont généré 1206 commentaires. Ce dispositif interactif permet aux lecteurs de réagir aux articles et/ou aux commentaires d'autres internautes (dans ce cas, ils s'adressent directement à eux en utilisant le @).

Les commentaires en ligne ont mis fin au modèle dominant la presse écrite papier, à savoir un modèle de diffusion asymétrique et unidirectionnel (même s'il existe une rubrique type courrier des lecteurs comme vu plus haut, le *feed back* reste largement contrôlé par le média). Avec les commentaires, les lecteurs ne sont plus de simples consommateurs passifs, mais deviennent de véritables acteurs du monde médiatique. Le *feed back* est facilité et accéléré en devenant simultané. Le discours du lecteur s'intègre alors dans le contenu même du site. Le lecteur n'est plus isolé dans sa démarche interprétative des publications du site, mais au contraire, une véritable conversation peut se mettre en place avec les autres lecteurs. Ce nouvel espace permet ainsi aux lecteurs de débattre, de confronter leurs arguments face à un sujet aussi controversé que l'homéopathie. Cela a été le cas avec la publication qui a donné lieu au plus grand nombre de commentaires en 2018 (86 commentaires), à savoir un sondage sur " Que pensez-vous d'un éventuel déremboursement de l'homéopathie ? ". Au-delà de fournir une photographie statistique à un moment donné, les commentaires liés à ce sondage permettent d'enrichir la synthèse quantitative en introduisant des échanges sociaux venant éclairer les données statistiques de données qualitatives. "*On passe donc d'un modèle qui était unidirectionnel, dissymétrique, dans lequel dominait le collectif sur l'individuel et où les médias dominaient les conversations dans la constitution de l'opinion, à un modèle potentiellement davantage bidirectionnel et symétrique, où les conversations se médiatisent et où les dimensions massives et interindividuelles de la communication ne s'opposent plus, mais convergent.*" (Granier, 2011)

Ce type de dispositif enrichit donc le contenu originel du site et permet une "*discussion critique interactive entre les utilisateurs*" (Lev-On & Manin, 2006). Grâce à ce dispositif, des personnes ayant des avis divergents peuvent s'exprimer constituant ainsi "*un nouvel espace d'exposition inattendue à des opinions adverses sur un objet autre que celui qui a d'abord rassemblé les visiteurs*" (Lev-On & Manin, 2006). S'agissant d'une controverse comme celle de l'homéopathie, la polarisation des avis est forte : nous l'observons à l'analyse des commentaires des partisans de l'homéopathie et de ses opposants. En effet, le site généraliste topsante.com voit se réunir sur son espace numérique des gens d'horizons et d'opinions très divers dont le point commun est l'attrait pour les questions de santé. Mais chacun arrive sur le site avec son propre bagage concernant l'homéopathie. Les uns vont réagir à travers un commentaire pour s'insurger des propos tenus au sujet de l'homéopathie dans la publication (une opinion, comme nous l'avons expliqué plus haut, favorable à l'homéopathie), d'autres, au contraire, vont applaudir ces mêmes propos et/ou dénoncer les commentaires désobligeants suscités. Les uns et les autres vont défendre leur opinion en usant de stratégies argumentatives variées.

Nous avons choisi de mener l'analyse des commentaires des articles parlant d'homéopathie de l'année 2018. C'est cette année-là qu'il y a eu le plus grand nombre de commentaires avec une moyenne de 5,6 commentaires laissés par article cette année-là. Le contexte de débat autour de la question du déremboursement de l'homéopathie par la Sécurité sociale peut certainement expliquer ce chiffre. Nous avons au préalable codé chaque commentaire en fonction des prises de position du commentateur, à savoir favorable à l'homéopathie, défavorable à l'homéopathie ou neutre. Cette classification nous a permis d'analyser les discours des uns par rapport au discours des autres.

Pour les personnes défavorables à l'homéopathie, les idées défendues à travers les commentaires analysés sont les suivantes :

- L'homéopathie est une croyance.
- Les médecins prescrivant de l'homéopathie sont des menteurs, des représentants intransigeants/extrémistes, qui ne respectent pas la déontologie de leur profession.

- Aucune étude scientifique ne prouve que l'homéopathie est efficace, là où certaines prouvent au contraire son inefficacité.
- Les granules d'homéopathie ne contiennent aucun principe actif, donc l'homéopathie se limite à l'effet placebo.
- Si on se soigne avec de l'homéopathie, le retard de soin peut entraîner la mort.
- Le coût de l'homéopathie est élevé.
- Le lobbying du laboratoire Boiron expliquerait la mise en avant de l'homéopathie sur le site *Top Santé.*
- Le récit d'expérience - exercé par certains internautes dans leurs commentaires - n'est pas une preuve scientifique.

Pour défendre leurs idées, ces internautes défavorables à l'homéopathie usent de diverses stratégies argumentatives. Il y a tout d'abord le dénigrement qui passe notamment par les comparaisons nombreuses où les comparés sont les granules d'homéopathie et les prescripteurs d'homéopathie. Les premières sont le plus souvent comparées à du sucre, à de l'eau : "*J'ai suffisamment de sucre à la maison*" ; les seconds sont accusés d'être des "*ayatollahs extrémistes*", des "*charlatans*" racontant "*des fariboles*" et prodiguant "*des conseils de soins consternants et moyenâgeux*". L'analogie est également employée pour desservir le principe de dilution : "*Inutile, je ne bois pas de champagne dilué dans l'océan !*", mais aussi pour contre-argumenter quand des partisans à l'homéopathie en soulignent l'ancienneté : "*Ce n'est pas parce qu'une chose est ancienne qu'elle est bonne. Au moyen âge, on pratiquait à tout va la saignée, pourtant on sait aujourd'hui que cette pratique a fait plus de dégât qu'autre chose*". La moquerie et l'ironie sont également mobilisées par les opposants à l'homéopathie dans leurs commentaires : "*Il est vrai que l'eau a de la mémoire !!!*", ou encore "*Avez-vous essayé la thérapie quantique ?*" On le sait, ces armes sont couramment employées sur les réseaux sociaux.

La méchanceté en ligne peut recouvrir diverses formes : humiliation, ridiculisation, ironie (Jost, 2018). Internet et les réseaux ont brutalisé le débat (Badouard, 2017) notamment en limitant les publications à un nombre restreint de caractères. Dès lors, l'internaute va droit au but et exprime sa pensée sans détour, sans la prise de distance pourtant nécessaire à l'argumentation. Le caractère instantané des commentaires d'articles comme ceux étudiés ici renforce cet effet de brutalisation.

Pour les partisans à l'homéopathie, les idées défendues à travers les commentaires sont les suivantes :

- L'homéopathie est efficace
- L'homéopathie ne peut être réduite à un effet placebo
- L'homéopathie ne provoque pas d'effets secondaires
- L'homéopathie dérange les lobbies des laboratoires pharmaceutiques
- L'homéopathie coûte moins cher que l'allopathie
- L'homéopathie est bénéfique pour des publics particuliers, comme les enfants, les femmes enceintes, les sportifs.
- Chaque individu doit être libre de choisir son mode de traitement et l'homéopathie peut être utilisée en complément de l'allopathie.

Pour défendre leurs idées, les internautes favorables à l'homéopathie vont principalement faire appel au récit d'expérience. La preuve de l'efficacité de l'homéopathie, c'est l'expérience personnelle qui est souvent décrite en détail dans les commentaires qui décrivent précisément la manière dont les symptômes ont disparu grâce à l'homéopathie alors que l'allopathie, elle, était impuissante. Le fait que des sages-femmes et des médecins en prescrivent prouve également son efficacité.

La comparaison entre allopathie et homéopathie est prégnante dans les commentaires. Une vision binaire domine : l'homéopathie est saine alors que l'allopathie est dangereuse. Le médecin homéopathe prend du temps pour écouter ses patients, alors que le médecin allopathe ne pense qu'au profit.

Concernant les lobbys, on trouve plusieurs commentaires de nature complotiste. Ces sous-entendus sont accentués par l'usage des points de suspension. Cette ponctuation permet de construire une posture de dénonciation et de connivence en jouant sur la tension entre le dit et le vouloir dire. Les points de suspension participent à l'établissement d'une relation privilégiée entre l'émetteur et le récepteur. L'émetteur joue sur l'implicite et le non-dit pariant sur la capacité du récepteur à compléter lui-même la phrase. Avec les points de suspension, on se situe à un niveau post-discursif dans le sens où ceux-ci permettent une co-construction du discours. Dans notre cas, les trois points participent d'une volonté d'agir ensemble, mais stimulent également une actualisation réflexive du discours. Les points de suspension contribuent à déconsidérer ou décrédibiliser ici les propos d'autres internautes. Cela oblige le lecteur à dépasser la lecture de surface pour donner du sens aux points de suspension qu'il a sous les yeux. Il y a une dimension idéologique de ces points de suspension. Cette quête de sens repose sur la contextualisation du message et donc du prédiscours.

Cette pratique participative ordinaire permet l'émergence d'un discours profane spontané. Cette "*énonciation profane*" existait déjà avant Internet avec le courrier des lecteurs (Amey, 2002). Mais à la différence du courrier des lecteurs qui était soumis à une autorisation de publication et était publié en différé, les commentaires en ligne s'inscrivent "*dans un genre à caractère public et spontané*" (Calabrese, 2014). La parole donnée au *quidam* a pour conséquence une nouvelle répartition des rôles discursifs dans la sphère publique. Le profane peut réagir aux propos de l'expert, dans notre cas, le journaliste expert en santé et/ou le médecin auteur de la publication. Ces commentaires participent à la polyphonie régnant sur le site topsante.com puisque sur ce site, l'internaute aura accès à des articles rédigés par des journalistes, des médecins, à des publications commerciales, des tests, des sondages... Contrairement aux courriers des lecteurs, il n'y a pas de modération, les propos sont donc spontanés. Le lecteur peut donc consommer différemment l'information en (ré)agissant "à chaud" aux propos des journalistes, allant même jusqu'à les remettre en cause. Ainsi, plusieurs commentaires mentionnent le fait que le site topsante.com ne devrait pas promouvoir l'homéopathie et que le fait de traiter de ce sujet décrédibilise le site et est jugé grave, honteux, lamentable. Quelques exemples : "*Vous disqualifiez la valeur du site*", "*C'est scandaleux qu'un site qui prétend parler de santé publie ce genre d'articles*", "*C'est honteux de promouvoir le charlatanisme de la part d'un site qui prétend parler de santé*", "*C'est honteux pour un site censé parler de santé de faire la promotion de pseudo-médecines inefficaces*", "*Un pur article de propagande. Lamentable de la part d'un site dont le titre comporte le mot "santé" de publier des mensonges médicaux*". On le constate, les propos tenus sont forts. L'opposition entre les deux partis n'aboutit pas à un débat pouvant mener à un consensus. Dans ces commentaires, la dimension dialogique est quasiment inexistante. Cela rejoint les conclusions de Metcalfe qui a étudié les commentaires sur des blogs en lien avec le réchauffement climatique. Elle avait conclu que le potentiel offert par ce type de dispositif technique, à savoir la mise en œuvre d'un dialogue délibératif bidirectionnel, n'était finalement pas exploité puisque l'analyse des commentaires a montré un caractère unidirectionnel (Metcalfe, 2020). De plus, contrairement à l'ancien courrier des lecteurs, l'échange à travers les commentaires en ligne peut être sans fin. Rien ne vient clore la communication contrairement au droit de réponse publié dans le journal papier qui clôturer le débat.

Ces commentaires se caractérisent par leur "hybridité opinion/savoir s'observe d'un commentaire à l'autre" (Calabrese, 2014). C'est ainsi qu'émotion et information se mêlent dans ces commentaires donnant à voir la façon dont les lecteurs envisagent la vie, le contrat de lecture qui les relie au site et au discours des experts.

Les commentaires permettent de mettre en discours l'actualité - ici, la controverse autour de l'homéopathie - en propulsant l'internaute sur la scène médiatique.

C. Conclusion

Ainsi, au regard de notre analyse de quatre médias très divers (un quotidien national d'information générale, un magazine de vulgarisation scientifique, un magazine de santé et sa version numérique), il semble que la presse écrite joue un rôle dans la controverse socio-scientifique autour de l'homéopathie.

Le Monde publiait le 20 janvier 2021 une méta-analyse « Le Monde, un média généraliste et indépendant ». Il se considère « garantir à ses lecteurs une information de qualité », précise, vérifiée et équilibrée ». Les analyses des articles de 2018 et 2019 concernant le traitement qui est fait de la controverse socio-scientifique sur l'homéopathie dans un contexte de demande de déremboursement, confirment leur propre analyse éditoriale sur les points suivants : rôle informatif (scientifique et sociétal) dont l'ensemble du discours équilibré et symétrique, permet en effet au lecteur de se faire librement une opinion. Ainsi il alimente la controverse par un discours sans exclusion, sans imposer de choix, mais apporte des éléments réflexifs au lecteur.

Science et Vie est un magazine destiné à un public *a priori* adepte de la science. Notre analyse de leur traitement concernant l'homéopathie montre deux aspects. L'aspect majeur est que le principe de contenu des granules n'est pas pour Science et Vie négociable. La position est inchangée depuis l'article décryptant la première expérience dite de la *mémoire de l'eau* en 1988. Dans ce champ le magazine est asymétrique, attaché aux normes scientifiques généralement admises. Cependant plus récemment émerge une considération sociale pour l'usage des granules. Le discours est plus modéré, et accepte la réalité, voire l'efficacité d'un possible effet placebo. Discours asymétrique pour la science, et symétrique pour la considération d'usage. Magazine de vulgarisation scientifique initialement dans le savoir, qui semble composer cependant avec l'analyse de Dominique Wolton « *Aujourd'hui, les relations entre science, technique et société doivent gérer trois logiques contradictoires. Celle de la science et de la recherche. Celle des impacts sur la société. Celle des demandes de la société.* » Science et Vie alimente la controverse socio-scientifique sur l'homéopathie, et le lecteur peut alors se faire son opinion et choisir.

Le magazine *Top Santé* propose un discours pluriel concernant le savoir médical, qu'il s'agisse d'informations d'innovation médicale de diverses spécialités ou de propositions d'usage des médecines douces comme l'homéopathie. Le lecteur se repère facilement dans le magazine par des rubriques claires : soit « cahier de la médecine » soit « médecines douces ».

Ainsi par ses informations, il diffuse un discours de médecine classique et de médecines douces. La diffusion dans l'espace public est symétrique. En ce qui concerne sa contribution dans la controverse socio-scientifique, on peut donc considérer qu'il participe à la controverse eu égard au contenu pluriel qu'il contient, cependant son rôle est limité dans la mesure où il ne prend pas parti. La direction éditoriale est attachée à ce que le lecteur dispose d'informations permettant à chacun de faire un choix en connaissance de cause. La référence au déremboursement n'est présentée qu'à deux moments : une interview équilibrée à la rhétorique très consensuelle entre deux médecins aux pratiques différentes (médecin classique et médecin homéopathe). Dans ce sens le magazine n'a pas de préoccupation sociétale et ne participe pas à la controverse. On peut conclure de manière dichotomique à une participation à la controverse socio-scientifique pour le savoir pluriel qui est diffusé, et à une non-participation pour la préoccupation sociétale.

Le site Topsanté, en tant que média numérique, est un dispositif permettant une plus grande réactivité face à l'actualité (par exemple, la question du déremboursement est immédiatement traitée sur le site) et qui facilite l'interaction avec les lecteurs via les commentaires. En informant et en favorisant l'émergence d'un discours profane spontané, le site participe au passage de la controverse de la sphère scientifique à la sphère sociétale.

Nous avons tenté de montrer sous quelle forme les médias de presse et numériques alimentent la controverse socio-scientifique sur l'homéopathie. Six mois après le premier janvier 2021, date du déremboursement des spécialités homéopathiques, le site *Egora.fr* publie un sondage du Syndicat National des Médecins Homéopathes Français (SNMHF) auprès de 635 médecins homéopathes : « *Il en ressort que 65 % des homéopathes interrogés ont observé une stabilité du nombre de leurs consultations par semaine. Les 35 % restant subissent une baisse d'activité notable - d'environ 30 % -, tant en nombre d'actes et de patients suivis régulièrement qu'en nombre de nouveaux patients...*

Il en ressort également que 85 % des patients se disent prêts à payer plus cher et continueront à se faire soigner par homéopathie, mais qu'ils sont 15 % à déclarer que le coût est désormais rédhibitoire. »

CHAPITRE VI

CONCLUSION

Ce travail d'analyse montre à quel point l'homéopathie est en débat au sein de la sphère sociétale, pointant deux types de représentations qui s'affrontent. Les positionnements du public, tout comme ceux du monde médical, illustrent ces débats, mais l'interface médiatique semble à l'évidence y participer également. Il n'apparaît finalement pas d'écart réel de positionnement entre les différents acteurs sociétaux étudiés. Nous retrouvons des positionnements opposés, similaires, que nous ayons à faire au grand public, au monde médical ou à la sphère médiatique. Ces données rejoignent par ailleurs les travaux déjà publiés sur le sujet par notre équipe portant sur les scientifiques (Di Scala, 2020b), ou d'autres publics étudiants (Kessouar & Di Scala, 2020).

En effet, les questionnaires administrés et les entretiens menés par notre groupe de recherche dans cette étude ont permis de mettre en évidence les représentations de différents acteurs sociétaux concernant l'homéopathie, et ainsi d'appréhender le caractère controversé de notre objet d'étude.

Nous avons cherché, en premier lieu, à faire émerger les représentations à la fois du grand public, du public scolaire/étudiant, des pharmaciens et des médecins. La question centrale qui occupe les représentations de ces différents acteurs est la question de l'efficacité (ou non) de l'homéopathie. Pour une partie d'entre eux, l'homéopathie est efficace grâce à ses substances actives. Ceux-ci considèrent dès lors l'homéopathie comme une médecine « douce », qu'ils assimilent d'ailleurs parfois à la phytothérapie, concernant une partie du grand public et du public scolaire. Cette médecine propose, d'après eux, une approche davantage centrée sur le patient et sans effets secondaires, contrairement à la médecine conventionnelle. Pour une autre partie des acteurs, au contraire, l'homéopathie est assimilée à du sucre et est, par conséquent, jugée inefficace. Ces derniers l'évaluent comme un placebo, certains le jugeant inutile, voire dangereux, puisque retardant une véritable prise en charge médicale.

La représentation de l'homéopathie qu'ont les professionnels de santé va avoir une conséquence directe sur leur pratique : les praticiens convaincus par l'efficacité de l'homéopathie vont la prescrire fréquemment ; les praticiens qui ne sont pas convaincus par son efficacité propre, mais qui sont favorables à son utilisation la prescrivent occasionnellement pour son effet placebo ; enfin, les praticiens qui considèrent l'homéopathie comme un « leurre » ne l'utilisent pas, même pour son effet placebo.

Nous avons cherché, dans un second temps, à identifier le rôle des médias intervenant comme relais d'information et d'interface entre le monde médical et scientifique, et le grand public. Il apparaît que la sphère médiatique participe elle aussi à la controverse publique. En effet, là où une presse de vulgarisation scientifique se montre sans complaisance pour l'homéopathie privilégiant une information scientifique basée sur la norme scientifique et pharmacologique, la presse féminine de santé propose des informations très éclectiques de médecine conventionnelle et non conventionnelle. Quant aux forums de discussion, comme ceux présents sur le site santé Doctissimo, ils proposent des espaces d'échanges, mais qui, après analyse, s'apparentent davantage à une arène où le débat se limite à un dialogue de sourds. Les pro-homéopathies y fondent leur argumentation sur l'expérience personnelle, les témoignages, en se basant sur une valeur de médecine sans effets secondaires prenant mieux en compte l'individu. Les opposants à l'homéopathie s'inscrivent, quant à eux, dans une norme scientifique fondée sur les preuves, l'autorité scientifique et l'expertise institutionnelle.

Les travaux antérieurs portant sur les représentations des scientifiques (Di Scala, 2020b) ont montré que ces divergences provenaient d'un ancrage sociologique différent entre les sujets : moderne *versus* postmoderne. L'ancrage sociologique moderne est défini comme une représentation ayant pour centre de gravité la balance-bénéfice/risque. L'ancrage sociologique post-moderne est défini comme une représentation ayant pour centre de gravité les limites de la science. Il est apparu, par ailleurs, dans l'analyse, que l'ancrage post-moderne est couplé à une valeur « d'une médecine sans effets secondaires prenant mieux en compte l'individu », alors que l'ancrage moderne est couplé à la norme scientifique et pharmacologique.

L'étude des représentations des différents publics dans cet ouvrage n'a pas permis d'entrer dans l'analyse d'un ancrage sociologique. Pour autant, l'article de synthèse des travaux du projet HOMEOCSS (Di Scala *et al.*, 2022) propose que cet ancrage sociologique puisse conditionner également les positionnements des différents acteurs sociétaux tels que le grand public, le monde médical ou encore la sphère médiatique.

CHAPITRE VII

BIBLIOGRAPHIE

Abric, J.-C. (1994). *Pratiques sociales et représentations*. Paris : Presses universitaires de France.

Abric, J.-C. (2005). *Méthodes d'étude des représentations sociales*. Toulouse : Érès.

Académie nationale de Pharmacie, Académie nationale de Médecine. (2019). *L'homéopathie en France : position de l'Académie nationale de médecine et de l'Académie nationale de pharmacie*. En ligne sur le site de l'Académie Nationale de Médecine http://www.academie-medecine.fr/lhomeopathie-en-france-position-de-lacademie-nationale-de-medecine-et-de-lacademie-nationale-de-pharmacie, consulté le 21/11/2022.

Amey, P. (2002). "L'énonciation profane" dans le débat sur l'énergie nucléaire en Suisse. *Langage et société*, *2* (100), 81-106.

Andrieu, B. (2011) *CORPS - Cultes du corps*. En ligne sur le site de l'Encyclopædia Universalis https://www.universalis.fr/encyclopedie/corps-cultes-du-corps/, consulté le 21/11/2022.

Arié, E., & Boulet, J. (2010) *Pour ou contre l'homéopathie ?* Béziers : Mordicus.

Armatte, M. (2001). Le statut changeant de la corrélation en économétrie (1910-1944). *Revue économique*, *52*, 617-631.

Autret, A. (2013). *Les effets placebo. Des relations entre croyances et médecines*. Paris : L'Harmattan.

Badouard, R. (2017). *Le désenchantement de l'internet. Désinformation, rumeur et propagande*, Limoges : FYP éditions (Présence/Questions de société).

Bajos, N. (2019). Préface. Le genre de la santé. In Le Talec, J., Authier, D. & Tomolillo, S. (Dir), *La promotion de la santé au prisme du genre : Guide théorique et pratique* (pp. 3-6). Rennes : Presses de l'EHESP.

Bariety, M., & Poulet, J. (1970). Les débuts de l'homéopathie en France. *Histoire des sciences médicales*, (2), 77-85.

Beck, F., Legleye, S. & Peretti-Watel, P. (2002). Sport et usages de produits psychoactifs. In C Faugeron (dir.). *Société avec drogues* (pp. 99-125). Toulouse : Érès.

Benedetti, F. (2013). Placebo and the new physiology of the doctor-patient relationship. *Physiological Reviews*, *93*, 1207-1246.

Benveniste, J. (1988). Dr Jacques Benveniste replies. *Nature, 334* (291), 287-290.

Biache, M-J. (2002). Le corps et son anatomie. Représentations et croyances. *Techniques & Culture*, *2* (39).

Bloor, D. (1991). *Knowledge and social imagery (2[e]éd)*. London: The university of Chicago press (œuvre originale publiée en 1976).

Bornhoft, G., & Matthiessen, P.-F. (2011). *Homeopathy in Healthcare: Effectiveness, Appropriateness, safety, Costs*. Germany: Springer Verlag. En ligne sur www.homeovet.cl/Libros/Homeopathy%20in%20 Healthcare%20Effectiveness,%20Appropriateness,20%Safety, %20Costs.pdf, consulté le 04/10/2019.

Bouillé, P. (2020). *Contribution au projet Homeocss : une étude sociétale concernant l'homéopathie,* (Thèse pour le diplôme d'état de Docteur en pharmacie). Université de Rouen, Normandie, Rouen.

Brissonneau, C., Aubel, O., & Ohl, F. (2008). *L'épreuve du dopage : Sociologie du cyclisme professionnel*. Paris : Presses universitaires de France.

Brugère, F. (2017). *L'Éthique du "care"* (3[e]éd). Paris : Presses universitaires de France (œuvre originale publiée en 2011).

Calabrese, L. (2014), Rectifier le discours d'information médiatique. Quelle légitimité pour le discours profane dans la presse d'information en ligne ? *Les Carnets du Cediscor 12.* En ligne http://journals.openedition.org/cediscor/916; DOI : https://doi.org/10.4000/cediscor.916, consulté le 21/11/2022.

Chateaureynaud, F. (2014) « Trajectoires argumentatives et constellations discursives ». Exploration socio-informatique des futurs vus depuis le nanomonde. *La Découverte | « Réseaux » 6* (188), 121-158.

Collange, F., Fressard, L., Verger, P., Josancy, F., Sebbah, R., Gautier, A., Jestin, C., Agamaliyev, E., Mikol, F., Floret, D., Guthmann, J.-P., Launay, O., Pulcini, C., & Ronnaux-Baron, A.-S. (2015). Vaccinations : attitudes et pratiques des médecins généralistes. *Drees. études et résultats, 910.*

Collinet, C. & Terral, P. (2006). Une controverse scientifico-technique dans le monde des sciences du sport : le cas de l'électrostimulation. Sociétés contemporaines, *4*(4), 67-93. https://doi.org/10.3917/soco.064.0067

Collinet, C. & Terral, P. (2013). Sport et controverses. Paris : Édition des Archives Contemporaines.

Corbin, A. Courtine, J-J., & Vigarello, G. (dir.) (2005). *Histoire du corps. 3. Les mutations du regard. Le XXe siècle*. Paris : Seuil.

Davenas, E., Poitevin, B., & Benveniste J. (1988). Human basophil degranulation triggered by very dilute antiserum against IgE, *Nature, 333* (6176), 816-818.

De Carlos, P. (2015). *Le savoir historique à l'épreuve des représentations sociales : l'exemple de la préhistoire et de cro-magnons chez les élèves de cycle 3*, (Thèse de doctorat). Université de Cergy, Cergy.

Demonceaux, S. (2022). Dynamiques des échanges numériques autour d'un sujet controversé : le cas du forum *Homéopathie* sur le site Doctissimo. *Tic&société, Vol. 15, N° 1-2. En ligne* http://journals.openedition.org/ticetsociete/6865 consulté le 23 novembre 2022.

Leseleuc, E. & Issanchou, D. (2016). Sport and disability; Pistorius does not match with the categories, *International Review of Sociology, 26* (3) 513-528. DOI: 10.1080/03906701.2016.1223587.

Delalandre, M. (2014). Le forum internet comme lieu de mise à l'épreuve des connaissances scientifiques par les sportifs : Un exemple dans le domaine de la musculation. *Revue d'anthropologie des connaissances*, *8* (1), 123-142. https://doi.org/10.3917/rac.022.0123

Delalandre, M. (2016). Une approche argumentative des controverses en sciences du sport. *Movement & Sport Sciences, 94*, 15-25. https://doi.org/10.3917/sm.094.0015

Demeslay, J.& Buisine, S. (2012). Lorsqu'un cas de narcolepsie met à l'épreuve la lutte antidopage », *Temporalités*, *15*. En ligne https://doi.org/10.4000/temporalites.2096, consulté le 21/11/2022.

Di Scala, E. (2020a). *L'homéopathie en question*, Paris : l'Harmattan.

Di Scala E. (2020b). *L'Homéopathie, des désaccords entre scientifiques – comprendre les divergences*, Paris : L'Harmattan, édition bilingue.

Djouani, M. (2020). La sphère publique : les patients. *In* Emmanuella Di Scala (Dir.), *L'homéopathie en question*, *enjeux, cadre théorique, approche méthodologique* (pp. 113-121), Paris : L'Harmattan.

Dunwoody, S. (2012). Quand les journalistes couvrent les controverses scientifiques. *Les cahiers du journalisme, 24*, 32-48.

Durkheim, E. (1900). La sociologie et son domaine scientifique. *Rivista Italiana di Sociologia*, (4), 127-148.

EASAC. (2017). *Reports and statements, Biosciences, "Homeopathic products and practices"*. En ligne sur le site EASAC https://easac.eu/publications/details/homeopathic-products-and-practices/, consulté le 04/10/2019.

Enquête Harris interactive pour Santé clair. (2019). *Observatoire des parcours de soins des Français – Thème 3 : Les Français et les médecines douces*, en ligne sur le site de Harris Interactive Observatoire des parcours de soins des Français - Thème 3 : Les Français et les médecines douces (harris-interactive.fr), consulté le 21/11/2022).

Escriva, J. (2015). Le dopage comme production de la démesure de l'institution sportive. *Revue du MAUSS, 2*(46), 176-188. https://doi.org/10.3917/rdm.046.0176

Eveno, P. (2010). *La presse.* Paris : PRESSES UNIVERSITAIRES DE FRANCE (Que sais-je ?).

Fox, S. (2013). Pew Research Center's Internet and American Life Project. *Report Health Online 2013*, California healthcare Foundation, http://pewinternet.org/Reports/2013/Health

Granier, J.-M. (2011). Du Contrat de Lecture au Contrat de Conversation. *Communication & langages, 3* (169), 51-62. DOI : 10.4074/S033615001100305X. URL : https://www.cairn.info/revue-communication-et-langages1-2011-3-page-51.htm

Grimaldi-Bensouda, L., Abenhaim. L., Massol, J., Guillemot, D., Avouac, B., Duru, G., Lert, F., Magnier. A-M., Rossignol, M., Rouillon, F., & Begaud, B. (2016). Homeopathic medical practice for anxiety and depression in primary care: the EPI3 cohort study. *BMC Complement Altern Med*, 16(1), 1104-2.

Guest, G., Bunce, A., & Johnson, L. (2006). How many interviews are enough? An experiment with data saturation and variability. *Field Methods*, 18(1), 59–82.

Hidri-Neys, O. (2004). « Le corps de l'emploi ». Les étudiants et leurs stratégies d'insertion professionnelle. *Staps*, *4* (66), 129-141. https://doi.org/10.3917/sta.066.0129

Howick, J. (2017). *Docteur Vous, les bases scientifiques de l'autoguérison*. Québec : Les Éditions de l'Homme.

Irlinger, P., Louveau, C. & Métoudi, M. (1990). L'activité physique, une manière de soigner l'apparence *? INSEE, Données sociales*, 269 - 272.

Jodelet, D. (1984a). Représentation sociale : phénomène, concept et théorie. In S. Moscovici (Ed.), *Psychologie sociale* (pp. 357-378). Paris : Presses universitaires de France.

Jodelet, D. (1984b). Réflexions sur le traitement de la notion de représentation sociale en psychologie sociale, *in* B. Schiele et C. Belisle (ed), « Les représentations... », numéro spécial, *Communication, Information, 6,* 15-41.

Jodelet, D. (1989). *Les représentations sociales.* Paris : Presses universitaires de France.

Johnson, R. B., & Onwuegbuzie, A. J. (2004). Mixed methods research: A research paradigm whose time has come. *Educational Researcher, 33*(7), 14-26.

Jost, F. (2018). *La méchanceté en actes à l'ère numérique*, Paris : CNRS éditions.

Jurdant, B. (2009). La médecine « scientifique » serait-elle ruine de l'art ? À travers quelques récits autobiographiques de médecins et de chirurgiens. *Sociétés et Représentations*, *28*, 119-134.

Kessouar, D. & Di Scala, E. (2020). Comparison of the representation of homeopathy from different students audiences, *Annales Universitatis Paedagogicae Cracoviensis. Studia ad Didacticam Biologiae Pertinentia*, *10*, 71-85.

Kessouar D., Esquirol-Paquerot S., Andres R., & Degboe J. (2020). Représentations de l'homéopathie d'un public scolaire et étudiant, In Di Scala (Dir.), *L'homéopathie en question* (pp. 53-59), Paris : L'Harmattan.

Lacassagne, M.-F., Bouchet, P., Weiss, K., & Jebrane, A. (2004). Analyse comparative des représentations sociales du sport en France et au Maroc : valeurs modernes et post-modernes chez les étudiants en sciences du sport, *Revue S.T.A.P.S., 65*, 97-110.

Lacassagne, M-F., Pizzio, L. & Jebrane, A. (2006). La représentation sociale du sport : vision d'étudiants sportifs et non-sportifs. Movement & Sport Sciences, *2*(2), 117-134. https://doi.org/10.3917/sm.058.0117

Lacassagne, M.-F., Bouchet, P., Jebranne, A., & Mekaoui, N. (2004). Représentations interculturelles du sport et perspectives de développement. In P. Bouchet &M. Kaach (Ed), *Afrique francophone et développement du sport : du mythe à la réalité* (pp.121- 132). Paris : L'Harmattan.

Lannoye P. (1997) Commission de l'environnement, de la santé publique et de la protection des consommateurs. *Rapport sur le statut des médecines non conventionnelle*s. En ligne sur le site Rapport Parlement Européen Rapport sur le statut des médecines non conventionnelles - commission de l'environnement, de la santé publique et de la protection des consommateurs - A4-0075/1997 (europa.eu), consulté le 21/11/2022.

Latour, B. (2005). « *La science en action : Introduction à la sociologie des sciences* ». Paris : Éditions la découverte.

Latour, B., & Woolgar, S. (1996). « *La vie de laboratoire* ». Paris : Éditions la découverte.

Le Breton, D. (2003). Activités physiques et sportives et intégration : aspects anthropologiques. *Empan*, *3*(51), 58-64. https://doi.org/10.3917/empa.051.0058

Le Breton, D. (2008). *Anthropologie du corps et modernité*. Paris : Presses universitaires de France.

Lemieux, C. (2007). À quoi sert l'analyse des controverses ? *Mil neuf cent. Revue d'histoire intellectuelle*, 25, 191-212.

Lert, F., Grimaldi-Bensouda, L., Rouillon, F., Massol, J., Guillemot, D., & Avouac, B. (2014). Characteristics of patients consulting their regular primary care physician according to their prescribing preferences for homeopathy and complementary medicine. *Homeopathy. 103*(1), 51-7.

Lev-On A., & Manin B. (2006). « Internet : la main invisible de la délibération », *Esprit*, *5*, 195-212. DOI :

10.3917/espri.0605.0195. URL : https://www-cairn-info.proxy-scd.u-bourgogne.fr/revue-esprit-2006-5-page-195.htm

Liebens, F., Aimont, M., Carly, B., Pastijn, A., Swimberg, S., Rozenberg, S., & Degueldre, M. (2005). Internet, presse, médias : nouveaux éléments dans la communication médicale. In *27es journées de la SFSPM.* Deauville.

Lilti, A. (2007). Querelles et controverses. *Mil neuf cent. Revue d'histoire intellectuelle, 1* (25), 13-28.

Louveau, C. (2007). Le corps sportif : un capital rentable pour tous ? *Actuel Marx*, *1*(1), 55-70. https://doi.org/10.3917/amx.041.0055

Malpel S., Bouillé P., & Groult M.-L. (2020). Le corps médical – médecins et pharmaciens. In Di Scala E. (Dir.) *L'homéopathie en question. Homeoccs – Projet de recherche sociétale sur la controverse au sujet de l'homéopathie – Enjeux, cadre théorique, approche méthodologique* (pp. 95-108), Paris : L'Harmattan.

Marchand, P., & Ratinaud, P. (2012). L'analyse de similitude appliquée aux corpus textuels les primaires socialistes pour l'élection présidentielle française. In *Actes des 11e Journées internationales d'Analyse statistique des Données textuelles*. pp. 687-699.

Mattei J.-F., Etienne J.-C., & Chabot J -M. (1997). *De la médecine à la santé. Pour une réforme des études médicales et la création d'universités de la santé.* Paris : Flammarion.

Metcalfe, J. (2020). Changing to the choir: the dialogical failure of antithetical climate change blogs. *Journal of Science Communication, 19*. En ligne DOI : https://doi.org/10.22323/2.19020204, consulté le 21/11/2022.

Métoudi, M. (1982). La femme publicitaire : sport et chinchila. *Esprit, 62,* 34-50.

Moliner, P., Rateau, P., & Cohen-Scali, V. (2002). *Les représentations sociales. Pratique des études de terrain.* Rennes : Presses universitaires de Rennes.

Moscovici, S. (1961). *La psychanalyse, son image et son public*. Paris : Presses universitaires de France.

NHMRC. (2013). *Rapport de la National Health and Medical Research Council*. En ligne sur le site NHMRC www.nhmrc.gov.au/guidelines/publications/nh164, consulté le 04/10/2019.

Paillé, P., & Mucchielli, A. (2012) *L'analyse qualitative en sciences humaines et sociales*. Malakoff : Armand Collin (U).

Pérol D., Provençal J., Hardy-Bessard A.-C., Coeffic D., Jacquin, J.-P., Agostini, C., Bachelot, T., Guastalla, J.-P., Pivot, X., Martin, J.-P., Bajard, A., & Ray-Coquard, I. (2012). « Can treatment with Cocculine improve the control of chemotherapy-induced emesis in early breast cancer patients? A randomized, multi-centered, double-blind, placebo-controlled Phase III trial. », *BMC Cancer, 12*, 603.

Pestre, D. (2007). L'analyse des controverses dans l'étude des sciences depuis 30 ans. *Mil neuf cent*, 29-43.

Poisson, M. (2015). Au-delà *du cure* et *du care* : l'histoire de la relation médecin-malade comme source de réflexion pour penser la relation infirmière-malade au XXIe siècle. *Recherche en soins infirmiers*, 3, (22), 26-38.

Poupart, J., Deslauriers, J., Groulx, L.-H., Laperrière, A., Mayer, R., & Pires, A.P. (1997). *La recherche qualitative : enjeux épistémologiques et méthodologiques.* Montréal : Gaëtan Morin. 405p.

Ragouet, P. (2014). Les controverses scientifiques révélatrices de la nature différenciée des sciences ? Les enseignements de l'affaire Benvéniste. *L'année sociologique, 1* (64), 47-78.

Ragouet, P. (2016). *L'eau a-t-elle une mémoire ? Sociologie d'une controverse scientifique*. Paris : Raisons d'agir. (Cours et travaux).

Ratinaud, P. (2009). *Iramuteq : Interface de R pour les Analyses multidimensionnelles de Textes et de Questionnaires*. En ligne sur le site IRaMuTeQ www.Iramuteq.org, consulté le 21/11/2022.

Reinert, A. (1983). Une méthode de classification descendante hiérarchique : application à l'analyse lexicale par contexte. *Les cahiers de l'analyse des données, 8* (2), 187-198.

Renahy, E., Parizot, I., Lesieur, S., & Chauvin, P. (2007) WHIST : Enquête web sur les habitudes de recherche d'informations liées à la santé sur Internet. INSERM. En ligne https://www.inserm.fr/wp-content/uploads/2017-11/insermrapportthematiqueenquetehabituderechercheinformationssanteinternet-2007.pdf consulté le 23 novembre 2022.

Romeyer, H. (2008). Tic et santé : entre information médicale et information de santé, *Tic & Société, 2* (1). En ligne http://ticetsociete.revues.org/369 DOI : 10.4000/ticetsociete.365, consulté le 21/11/2022.

Romeyer, H. (2012). La santé en ligne. *Communication, 30*. En ligne http://journals.openedition.org/communication/2915, DOI : https://doi.org/10.4000/communication.2915, consulté le 21/11/2022.

Rouquette, M.-L., & Rateau, P. (1998). *Introduction à l'étude des représentations sociales*, Grenoble : Presses universitaires de Grenoble. (La psychologie en plus).

Salone, J.-J. (2013). Analyse textuelle avec Iramuteq et interprétations référentielles des programmes officiels de mathématiques en classe de quatrième. *Sciences-croisées*, *13*, 1-13.

Sarembaud, A., & Poitevin, B. (2011). *Homéopathie - Pratiques et bases scientifiques*. Paris : Elsevier Masson. (Abrégés).

Schérer, E. (2011). *A-t-on encore besoin des journalistes ?* Paris : Presses universitaires de France.

Terral, P., Collinet, C., & Delalandre, M. (2009). A Sociological Analysis of the Controversy Over Electric Stimulation To Increase Muscle Strength in the Field of French Sport Science in the 1990S. *International Review for the Sociology of Sport*, *44*(4), 399–415. https://doi.org/10.1177/1012690209338436

Matthiesen, T.S., Lunde, J.S., Kjær, W.S., Carlino, E., & Vase, L. (2019). Placebo analgesia effects across central nervous system diseases: what do we know and where do we need to go? *Pain reports*. 4(3), p. e717. doi: 10.1097/PR9.0000000000000717

Trabal, P. (2002). La perception du dopage : une approche pragmatique. *Psychotropes, 8*, 89-99. https://doi.org/10.3917/psyt.083.0089

Traverso, D. (1993). La pratique médicale alternative : l'expérience de l'homéopathie et de l'acupuncture. *Sociologie du travail*, *2*, 181-198. DOI : https://doi.org/10.3406/sotra.1993.2118

Tu, Y., Park, J., Ahlfors, S. P., Khan, S., Egorova, N., Lang, C., Cao, J., & Kong, J. (2019) «A neural mechanism of direct and observational conditioning for placebo and nocebo responses. *Neuroimage. 184*, 954-963.

Van Wassenhoven, M., Goyens, M., Capieaux, E., Devos, P., & Dorfman, P. (2018). Nanoparticle Characterisation of Traditional Homeopathically Manufactured Cuprum metallicum and Gelsemium sempervirens Medicines and Controls. *Homeopathy. 107*, 244–263.

Vidal, C. & Salle, M. (2017). *Femmes et santé, encore une affaire d'hommes ?* Paris : Belin (Égale À Égal).

Viet, V. (2015). Et Samuel Hahnemann inventa l'homéopathie. La longue histoire d'une médecine alternative, Olivier Faure, Aubier, collection historique. *Revue française des affaires sociales*, *4*, 149-154. https://doi.org/10.3917/rfas.154.0149

Wallian, N., Poggi, M.P., & Musard, M. (2007). Le rapport à la santé des étudiants : le cas des STAPS de Besançon. In P. Marquet & al. (Ed .) *Actualité de la recherche en éducation et en formation* [CD-ROM]. Strasbourg : AECSE.

Wolton, D. (2015). *La communication, les hommes et la politique.* Paris : CNRS Édition.

BIOGRAPHIE DES AUTEURS

Marie-Stéphanie ABOUNA est Maître de conférences en sociologie à CY ileps Cergy Paris Université au sein du laboratoire AGORA (EA 7392), centre de recherche multidisciplinaire en sciences humaines et sociales. Elle s'intéresse aux dynamiques de genre et à la communication digitales dans les contextes du sport féminin et de la santé.

Robert ANDRES est enseignant Agrégé de Sciences de la vie et de la Terre. Il intervient à l'Institut National Supérieur du Professorat et de l'Éducation (INSPE) de Dijon en tant que formateur académique. Il s'intéresse au champ des sciences expérimentales ainsi qu'aux controverses socio-scientifiques.

Prisca BOUILLÉ est Docteur en Pharmacie à la pharmacie des provinces à Cherbourg-en-Cotentin. Elle s'intéresse aux controverses socio-scientifiques.

Pascal BOURGEOIS est Docteur en Staps, Enseignant et chercheur à l'université de CY ILEPS de Cergy-Pontoise. Il enseigne la Physiologie du sport, la Neurophysiologie, la méthodologie de la recherche et les statistiques. Il est responsable du D.U. de Podologie, de la biomécanique et du sport ainsi que D.U. sur l'Ostéopathie du sport et physiologie de la posture. Il s'intéresse aux champs du Sport, de la Posture, de la Santé et de la Cognition.

Sophie DEMONCEAUX est Maître de Conférences en Sciences de l'Information et de la Communication à l'Université de Bourgogne-Franche-Comté au sein du Laboratoire CIMEOS. Elle s'intéresse à la communication numérique et plus particulièrement aux différents dispositifs tels que les réseaux sociaux et les forums de discussion.

Emmanuella DI SCALA est Maître de Conférences en Sciences de l'Information et de la Communication à l'Université de Bourgogne-Franche-Comté et fait partie de l'Institut National Supérieur du Professorat et de l'Éducation (INSPE) de Dijon. Elle est Docteur en Physiologie cardiaque et biologie moléculaire. Elle s'intéresse aux thématiques de controverses et de questions socio-scientifiques ainsi qu'au champ des sciences expérimentales.

Mohamed DJOUANI est enseignant et chercheur associé au Laboratoire CIMEOS à l'Université de Bourgogne-Franche-Comté. Il est Docteur en Sciences de l'Information et de la communication. Il s'intéresse aux thématiques de controverses et de questions socio-scientifiques ainsi qu'au champ des sciences expérimentales.

Sandrine ESQUIROL-PAQUEROT est enseignante de Sciences de la vie et de la Terre, elle intervient, à l'Institut National Supérieur du Professorat et de l'Éducation (INSPE) de Dijon, en tant que formatrice académique. Conseillère pédagogique auprès de la Maison de l'architecture et de l'environnement du Grand Dijon, elle s'intéresse aux multiples enjeux du développement durable ainsi qu'au champ des sciences expérimentales.

Guy LÉVÊQUE est chercheur associé au Laboratoire CIMEOS à l'Université de Bourgogne-Franche-Comté. Il est Docteur en Sciences de l'Information et de la communication et Agrégé en Sciences de la vie et de la Terre. Il s'intéresse aux thématiques de controverses et de questions socio-scientifiques dans les médias.

Sébastien MALPEL est Maître de Conférences à l'Université de Bourgogne-Franche-Comté, chercheur au Laboratoire CIMEOS et enseigne les neurosciences à l'UBFC. Il est Docteur en Biologie cellulaire et moléculaire du développement. Il s'intéresse aux controverses, à la culture scientifique et aux questions socio-scientifiques.

Narjiss MEKAOUI EL IDRISSI est Maître de conférences en STAPS à CY ileps Cergy Paris Université au sein du laboratoire AGORA (EA 7392), centre de recherche multidisciplinaire en sciences humaines et sociales. Elle s'intéresse aux représentations sociales et aux différences culturelles dans les contextes de l'éducation, du sport et des loisirs.

Structures éditoriales du groupe L'Harmattan

L'Harmattan Italie
Via degli Artisti, 15
10124 Torino
harmattan.italia@gmail.com

L'Harmattan Hongrie
Kossuth l. u. 14-16.
1053 Budapest
harmattan@harmattan.hu

L'Harmattan Sénégal
10 VDN en face Mermoz
BP 45034 Dakar-Fann
senharmattan@gmail.com

L'Harmattan Cameroun
TSINGA/FECAFOOT
BP 11486 Yaoundé
inkoukam@gmail.com

L'Harmattan Burkina Faso
Achille Somé – tengnule@hotmail.fr

L'Harmattan Guinée
Almamya, rue KA 028 OKB Agency
BP 3470 Conakry
harmattanguinee@yahoo.fr

L'Harmattan RDC
185, avenue Nyangwe
Commune de Lingwala – Kinshasa
matangilamusadila@yahoo.fr

L'Harmattan Congo
219, avenue Nelson Mandela
BP 2874 Brazzaville
harmattan.congo@yahoo.fr

L'Harmattan Mali
ACI 2000 - Immeuble Mgr Jean Marie Cisse
Bureau 10
BP 145 Bamako-Mali
mali@harmattan.fr

L'Harmattan Togo
Djidjole – Lomé
Maison Amela
face EPP BATOME
ddamela@aol.com

L'Harmattan Côte d'Ivoire
Résidence Karl – Cité des Arts
Abidjan-Cocody
03 BP 1588 Abidjan
espace_harmattan.ci@hotmail.fr

Nos librairies en France

Librairie internationale
16, rue des Écoles
75005 Paris
librairie.internationale@harmattan.fr
01 40 46 79 11
www.librairieharmattan.com

Librairie des savoirs
21, rue des Écoles
75005 Paris
librairie.sh@harmattan.fr
01 46 34 13 71
www.librairieharmattansh.com

Librairie Le Lucernaire
53, rue Notre-Dame-des-Champs
75006 Paris
librairie@lucernaire.fr
01 42 22 67 13

www.ingramcontent.com/pod-product-compliance
Lightning Source LLC
LaVergne TN
LVHW011317061026
849535LV00005B/1602
* 9 7 8 2 1 4 0 3 3 6 5 5 3 *